ÉTUDES

CHIMIQUE, PHYSIOLOGIQUE ET THÉRAPEUTIQUE

SUR LES

EAUX MINÉRALES

DE LA

SOURCE DE S^T-LEGER

A POUGUES

PAR

LE DOCTEUR CH. BOVET

Médecin (ex-Inspecteur) à Pougues-les-Eaux (Nièvre)

RÉDACTEUR EN CHEF DU RÉPERTOIRE DE THÉRAPEUTIQUE
LAURÉAT DE L'ACADÉMIE DE MÉDECINE ET DE L'ÉCOLE DES HAUTES-ÉTUDES DE PARIS
MEMBRE DE LA SOCIÉTÉ DE THÉRAPEUTIQUE DE PARIS
DE LA SOCIÉTÉ DE MÉDECINE PRATIQUE, ETC.

Il est plus aisé de croire que de savoir.
Études thérapeutiques sur les Eaux minérales des bords du Rhin
par TROUSSEAU et LASÈGUE.

« Observez la nature et suivez la route qu'elle vous trace. »
J.-J. ROUSSEAU.

PARIS

IMPRIMERIE DE LA SOCIÉTÉ DE TYPOGRAPHIE
NOIZETTE, DIRECTEUR
8, RUE CAMPAGNE-PREMIÈRE, 8

1890

ÉTUDES
CHIMIQUE, PHYSIOLOGIQUE ET THÉRAPEUTIQUE
DES
EAUX MINÉRALES
DE
POUGUES

ÉTUDES
CHIMIQUE, PHYSIOLOGIQUE ET THÉRAPEUTIQUE

SUR LES

EAUX MINÉRALES

DE LA

SOURCE DE S^T-LEGER
A POUGUES

PAR

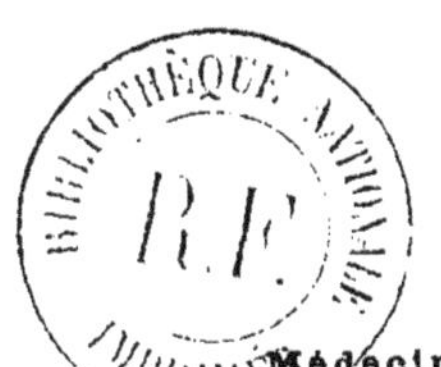

LE DOCTEUR CH. BOVET

Médecin (ex-Inspecteur) à Pougues-les-Eaux (Nièvre)

RÉDACTEUR EN CHEF DU RÉPERTOIRE DE THÉRAPEUTIQUE
LAURÉAT DE L'ACADÉMIE DE MÉDECINE ET DE L'ÉCOLE DES HAUTES ÉTUDES DE PARIS
MEMBRE DE LA SOCIÉTÉ DE THÉRAPEUTIQUE DE PARIS
DE LA SOCIÉTÉ DE MÉDECINE PRATIQUE, ETC.

« Il est plus aisé de croire que de savoir. »
Études thérapeutiques sur les Eaux minérales du Rhin
par TROUSSEAU et LASÈGUE.

« Observez la nature et suivez la route qu'elle vous trace. »
J.-J. ROUSSEAU.

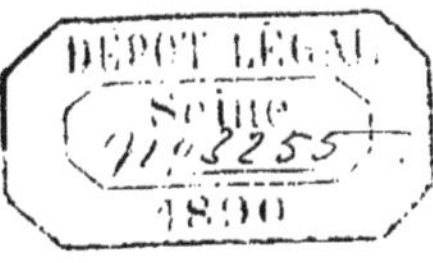

PARIS
IMPRIMERIE DE LA SOCIÉTÉ DE TYPOGRAPHIE
NOIZETTE, DIRECTEUR
8, RUE CAMPAGNE-PREMIÈRE, 8

1890

INTRODUCTION

Lorsqu'il s'agit d'analyser une Eau minérale, il ne suffit pas, selon moi, de donner le résultat final des opérations chimiques qui se sont passées au Laboratoire; il faut, pour assurer à l'analyse toute la sincérité voulue et tout contrôle possible, exposer dans tous leurs détails les phases des divers procédés auxquels on a eu recours et, au besoin, les raisons pour lesquelles on a cru devoir suivre telle méthode de préférence à telle autre.

C'est le but que je me suis proposé en relatant dans ce court résumé les manipulations que j'ai fait subir à l'Eau minérale de la source Saint-Léger, lorsque j'entrepris d'en définir exactement la composition et de limiter les proportions de chacun des corps qui la constituent.

La dernière analyse qui en avait été faite par M. Carnot, sous-directeur de l'École des Mines, remontait à 1874. Il ne fut fait mention alors ni de la Lithine ni de l'Arsenic.

Je dois dire que si mon attention s'est trouvée particulièrement attirée vers la recherche de ces deux principes jusqu'alors inconnus dans la source Saint-Léger, c'est que, dans le cours de mes observations médicales à la station de Pougues, j'avais cru pouvoir expliquer certaines guérisons (l'Entérite goutteuse, le Diabète arthritique) par la présence possible dans l'Eau minérale de la lithine et de l'arsenic. Mes prévisions, bien que basées sur des faits cliniques très judicieux, avaient besoin d'une sanction ; l'analyse chimique est venue me la donner en me confirmant que l'Eau minérale de Saint-Léger n'était pas seulement une Eau bicarbonatée calcique, mais que la lithine et l'arsenic, dont je venais d'évaluer la teneur, n'étaient pas les éléments les moins importants de sa composition minérale.

La nature des gaz, que nul autre avant moi n'avait cherché à connaître, m'intéressait d'autant plus, que l'on fait jouer aujourd'hui un certain rôle physiologique à l'azote et à l'acide carbonique que renferment bon nombre d'Eaux minérales. Dans celle qui nous occupe, il n'est pas douteux que l'acide carbonique, dont l'analyse m'a révélé l'énorme proportion de 195 pour 100, jouit d'une action toute spéciale, et comme agent dynamique et comme modificateur des diverses sécrétions de l'organisme.

Enfin, s'il est prouvé pas les récentes découvertes de physiologie expérimentale que la médecine ne saurait plus se priver des ressources de la chimie, il est non moins avéré que, pour servir utilement à l'étude des Eaux minérales et faciliter aux praticiens leur application thérapeutique, le fait clinique doit corroborer les découvertes chimiques et en démontrer toute la valeur.

Dans ces conditions, j'ai cru faire œuvre utile en présentant au corps médical, non seulement les divers produits tant minéraux que gazeux qui constituent l'Eau minérale de la source Saint-Léger, mais en leur signalant par divers dessins pris sous le champ du microscope, le caractère propre des maladies tributaires de cette Eau, dont la renommée a consacré les heureux effets.

Docteur Bovet,

Médecin (Ex-Inspecteur) à Pougues.

CHAPITRE PREMIER

PARTIE CHIMIQUE

Considérations générales sur l'analyse chimique des eaux minérales ; de son utilité.

L'analyse des eaux minérales constitue une des branches les plus importantes et les plus délicates de la chimie analytique.

La mobilité extrême des éléments, sous l'influence de l'air et de la lumière, explique parfaitement la difficulté de ces opérations et les différences que présentent les analyses d'une même eau, faites par divers chimistes tous éminents.

L'analyse sert surtout à déterminer l'état brut des éléments contenus dans l'eau. Pour avoir la formule, il faut ensuite grouper ces éléments suivant les lois des réactions chimiques ; mais cette détermination est tout hypothétique et, par conséquent, livrée à l'interprétation de chaque chimiste ; de là une des causes de variations si considérables qu'on rencontre à propos de la nature des éléments constitutifs des eaux.

Quant à l'utilité de l'analyse des eaux minérales, *elle résulte abondamment de la différence d'action propre à chacun des éléments qui les composent.*

C'est encore par l'analyse chimique que l'on reconnaît, sous l'action des eaux minérales, les changements que présentent les diverses sécrétions, tant chez l'homme sain que chez le graveleux, le diabétique, etc.

D'ailleurs, nous n'avons nullement la prétention de soutenir que les effets des eaux minérales peuvent s'expliquer complètement par voie chimique ; nous savons qu'une foule de causes modifient l'action organique des eaux minérales et qu'il faut tenir grand compte et des forces actives de l'individu et des lésions plus ou moins généralisées ou limitées chez le malade, sans compter une multitude de circonstances intercurrentes telles que la quantité ou la qualité des aliments, les émotions morales, etc., etc.

En outre, notre organisme ne représente pas un laboratoire chimique, et, comme le dit si judicieusement un de nos savants praticiens : « *Notre estomac ne ressemble en rien à un alambic,* « *dans lequel le même effet se produit nécessairement et toujours* « *quand les proportions du contenu restent les mêmes en quan-* « *tité et en qualité.* » Mais il est incontestable que c'est par la voie chimique que l'on arrive à définir les qualités propres à une eau minérale particulière et que, sans la chimie, l'on ne traiterait pas les affections ganglionnaires par les *eaux iodées*, les maladies des bronches, par les *eaux sulfureuses*, les maladies d'estomac, du foie, de la vessie, par les *eaux bicarbonatées, sodiques ou calcaires.*

Aussi longtemps que la médecine a voulu tirer parti des eaux minérales sans prendre pour guide la chimie, ses observations, même fidèles, sont restées nécessairement isolées, non comparables, et livrées à un vague peu propre à l'avancement de la science.

Si nous ne connaissons pas, avec la précision convenable, les éléments qui entrent dans la composition d'une eau minérale, leurs proportions, leurs propriétés médicamenteuses, nous ne pouvons faire de cet agent thérapeutique qu'une application empirique et approximative.

Notes historiques sur les analyses d'Eaux minérales.

C'est en Italie qu'il faut aller chercher les premières analyses, faites au XVe siècle, sur les Eaux minérales.

L'ouvrage de Jean Michel Savonarola, de Padoue, publié en 1498, est le premier du genre. Ce traité colossal contient dans son deuxième livre, intitulé : *De la nature et des propriétés des bains d'Eaux minérales*, des recherches sur « la cause de la chaleur des Eaux minérales, sur les propriétés du soufre, de l'alun, de la chaux, du nitre, du fer, qui entraient dans leur composition ».

André Baccius, en 1596, fit paraître un ouvrage sur les Eaux minérales les plus célèbres de l'Europe, et indiqua plusieurs procédés pour rechercher la nature et la quantité de leurs principes constituants.

Plus tard, en 1603, surgissent de toutes parts des traités étudiant les propriétés des Eaux minérales.

Vers la fin du xviie siècle, le mouvement s'accentue et de nombreux physiciens, chimistes et médecins, parlent avec enthousiasme des Eaux minérales. L'Académie des sciences elle-même, persuadée que la connaissance parfaite des Eaux minérales devait avoir pour base l'étude de leurs principes constituants, chargea deux de ses membres, Duclos et Bourdelin, de faire l'analyse de toutes les Eaux minérales de France. Ces deux habiles chimistes publièrent leur travail en 1670 et 1671.

A cette époque, la chimie était encore au berceau et les procédés auxquels on avait recours alors ne pouvaient donner que des résultats bien imparfaits.

Le xviiie siècle apporte de grandes améliorations à cette branche des études scientifiques. Geoffroy, en 1707, remplace la distillation par l'évaporation dans des capsules de verre évasées; Boulduc suit une nouvelle méthode pour analyser les eaux de Passy et de Bourbon-l'Archambault, et arrive à des résultats très satisfaisants ; Leroy, de Montpellier, découvre le *muriate de chaux*, en 1752 ; Home, le *nitrate calcaire*, en 1756 ; Margraff, le *muriate de magnésie*, en 1757 ; et Black donne la véritable composition du *sulfate de magnésie*.

Vingt ans après, l'Académie des sciences accueille un mémoire de Venel sur les moyens d'imiter les eaux de Seltz naturelles.

C'est de 1775 que date la découverte de l'*acide carbonique* dans les Eaux minérales. Les recherches successives de Black, de Priestley, de Chaulnes, de Rouelle le Cadet, sur la dissolution de ce gaz dans l'eau, aboutissent à donner la véritable composition des eaux acidulées.

Dans l'analyse des eaux de Bagnères-de-Luchon, 1776, Bayen innova une nouvelle méthode. Ce chimiste habile, ayant trouve insuffisants les procédés analytiques employés jusqu'alors, modifia tout, instruments, appareils et manière d'opérer. Il donna, en 1770, le moyen de reconnaître et d'isoler le soufre dans les eaux sulfureuses.

Dans ce même temps, Monnet, en 1768, et Bergman, en 1774, annonçaient la découverte du *gaz hépatique*, que Rouelle confirma peu de temps après. Le célèbre chimiste d'Upsal, en 1775, enseignait dans ses leçons « la véritable méthode pour prépa- « rer les eaux froides acidulées au moyen de l'acide carbonique, « et donnait en même temps un procédé pour arriver à analyser « les eaux en général ».

Déjà, en 1772, Monnet posait en principe « *que l'efficacité d'une eau minérale devait être basée sur les matériaux que l'analyse a fournis* ».

Les nombreuses découvertes dont la chimie venait de s'enrichir permettaient de tenter l'analyse de toutes les Eaux minérales de France. C'est alors, en 1773, que le gouvernement confia ce travail à un professeur de Montpellier, le chimiste Venel, qui prit Bayen comme digne collaborateur de ses opérations. Mais il ne fut pas permis à Venel d'achever les intéressantes recherches qu'il avait entreprises : il mourut prématurément, et cette œuvre si intéressante resta inachevée.

Duchanoy, en 1779, fit paraître un Traité sur la fabrication artificielle d'un grand nombre d'Eaux minérales connues.

En 1789, la chimie analytique subit des modifications importantes, grâce aux travaux mémorables des Lavoisier, Berthollet Guyton de Morveaux ; ces illustres savants inaugurent ce qu'ils appelèrent la chimie pneumatique, et créent des procédés nouveaux pour l'analyse des Eaux minérales.

Fourcroy développe les préceptes les plus clairs et les plus précis sur l'art d'analyser les eaux.

A ce moment, se fondent les *Annales de chimie ;* c'est dans ce précieux ouvrage, ainsi que dans le *Bulletin pharmaceutique*, que l'on trouve consignés un grand nombre d'analyses d'Eaux minérales faites par Vauquelin, Deyeux, Thénard et plusieurs autres, qui tous s'attachèrent à donner les méthodes les plus précises.

Bouillon Lagrange recueille alors toutes les analyses des chimistes modernes : il en fait l'objet d'un mémoire qu'il publie en 1811.

Dès lors, les expériences se multiplient : l'*iode* est découvert dans plusieurs Eaux minérales ; l'*azote* est constaté dans la plupart des *eaux sulfureuses ;* le *brome* dans les eaux de Bourbonne et de Balaruc

Berzélius, par son intéressant mémoire sur les eaux de *Carlsbad* (Autriche), et Anglada, par ses analyses des eaux des Pyrénées, ont contribué au perfectionnement de cette branche de la chimie aujourd'hui si utile à la science médicale.

En 1820, le gouvernement fait faire une nouvelle analyse de toutes les Eaux minérales françaises. Depuis cette époque jusqu'en 1853, on ne signale pas de grands perfectionnements dans les analyses, mais c'est à ce moment que les Berthier, Boullay, O. Henry, Chevallier, Balard, J. Lefort, Chatin, Bouis, Wurtz, Mialhe, transforment complètement l'étude de l'hydrologie minérale, créent des procédés nouveaux et en déduisent les méthodes que nous appliquons aujourd'hui.

En ce qui concerne particulièrement les *Eaux minérales de Pougues*, il faut remonter au XVIe siècle (1584) pour retrouver les premières analyses telles qu'il était possible de les faire à cette époque reculée.

Un siècle plus tard (1675), Duclos analyse les *Eaux de Pougues* et prétend y trouver un vrai *nitre* semblable au natrum des anciens ; Geoffroy les reconnaît *ferrugineuses* et *nitreuses*.

Castel, en 1769, en donne une analyse plus complète en décelant dans ces eaux :

1° De l'air en surabondance semblable à l'air atmosphérique ;
2° De la terre absorbante ;
3° Du fer ;
4° Du sel marin ;
5° De l'alcali minéral.

En 1789, Hassenfratz, frappé de la différence des résultats précédents, entreprend de nouveau l'analyse des *Eaux de Pougues*, dont il donne la description suivante :

« Cette eau teint en vert le sirop de violette ; elle laisse déga-
« ger beaucoup d'air qui fait précipiter l'eau de chaux ; le prus-
« siate de chaux, les alcalis purs, l'ammoniaque y déterminent
« un précipité blanc abondant.

« Saturée par l'acide nitrique, cette eau donne un précipité
« blanc avec le nitrate de mercure, et point avec le muriate de
« baryte, ce qui prouve qu'elle contient du gaz acide carbonique,
« de la terre calcaire, de l'acide muriatique, et point de fer sensi-
« ble au prussiate de chaux (1). »

1. *Annales de chimie*, t. I, p. 81.

De ces expériences et de beaucoup d'autres, Hassenfratz a conclu que chaque litre d'Eau minérale de Pougues contenait :

	Grains	Grammes
Acide carbonique	16,7	0,9152
Carbonate calcaire	12,4	0,6572
Carbonate de soude	10,4	0,5512
Muriate de soude	2,2	0,1166
Carbonate de magnésie	1,2	0,0636
Alumine	0,35	0,01855
Silice mêlée d'oxyde de fer	3,20	0,1669
	46,45	2,49195

A cette époque donc (1789), les chimistes évaluaient à *deux grammes et demi* les substances minérales contenues dans l'Eau de Pougues.

De nombreuses analyses, toutes entreprises par des chimistes éminents, furent faites depuis le siècle dernier, et, pour ne citer que les plus modernes, nous donnerons celles qui furent faites, en 1853, par MM. Boullay et O. Henry, celle beaucoup plus récente de M. Mialhé (1863), qui annonça que ces Eaux renferment de l'iode, et enfin la dernière, en 1874, de M. Moissenet, directeur du bureau des Essais à l'École des Mines, analyse que nous prendrons pour terme de comparaison.

1° Analyse de l'Eau de Pougues, par MM. Boullay et O. Henry.

	Grammes
Acide carbonique	0,33
Bicarbonate de chaux	1,3269
» de magnésie	0,9762
» de soude	0,6362
Avec traces de potasse.	
Carbonate de fer	0,0206
Sulfate de soude	0,2700
Sulfate de chaux	0,1900
Chlorure de magnésium	0,3500
Phosphate de chaux et d'alumine	traces.
Glairine	0,0300
Iode	traces.
	4,1299

2° Analyse de l'Eau de Pougues faite à l'École des Mines, par M. Moissenet.

Résidu fixe par litre : 2 gr. 34.

	Grammes
Acide carbonique libre	1,3190
Acide des carbonates	1,6692
Acide chlorhydrique	0,1271
Acide sulfurique	0,1098
Silex	0,0250
Peroxyde de fer	0,0120
Chaux	0,6400
Magnésie	0,1172
Soude	0,4776
Potasse	traces.
Matières organiques	0,0320
	4,5289

COMPARAISON ENTRE LES ANALYSES

Si l'on compare ces derniers résultats avec ceux que nous avons obtenus, et que nous reproduisons plus loin au tableau de notre analyse, on constate qu'il existe dans les poids de chacun des éléments minéralisateurs une différence assez notable.

Assurément, il faut tenir compte soit des procédés pratiques employés, soit de la méthode suivie dans un cas ou dans l'autre ; mais, pour nous, la différence provient surtout, comme nous le faisions prévoir en commençant, des modifications importantes qui ont été apportées dans l'aménagement et le débit des Eaux, modifications qui permettent de conserver à l'Eau mise en bouteilles toute la quantité d'acide carbonique qu'elle contient à l'émergence. De là une quantité relativement plus considérable de matières salines en dissolution dans l'eau.

Autrefois l'Eau minérale de Pougues, mise en bouteille, recevait une surcharge de gaz acide carbonique. Cette manœuvre était condamnable à un double point de vue : elle changeait totalement les conditions naturelles de l'Eau minérale par une sursaturation artificielle ; de plus, elle provoquait au sein du liquide une agitation qui facilitait le dégagement de l'acide carbonique qu'il contenait primitivement, et en faisait ainsi un agent thérapeutique des plus inconstants. Aussi l'Académie de médecine n'hésita pas, en 1878, à interdire cette pratique défectueuse.

Aujourd'hui, l'Eau minérale de Pougues Saint-Léger est prise directement au Griffon et mise en bouteilles à l'abri de l'air, telle qu'elle sort de la source.

Le cadre de notre sujet ne nous permettant pas de nous étendre davantage sur les heureux changements que l'on a apportés dans le captage de ces Eaux, nous abordons la partie purement analytique qui fait le but de notre travail.

Analyse qualitative. — Propriétés physiques et chimiques.

(Travail fait à la Source.)

Examinée à la source, l'Eau de Pougues Saint-Léger est limpide, incolore, sans odeur, et ne donne au toucher aucune sensation particulière.

D'une saveur aigrelette et piquante, elle est par cela même très agréable à boire.

Sa température, après quatre observations, a été de 12° 50, celle de l'atmosphère étant 23°. Cette température a été observée au-dessous de la couche liquide, le thermomètre plongeant entièrement dans l'eau.

Sa densité ou poids spécifique est égale à 1003,4. Portée à l'ébullition, en ayant soin de recueillir dans un flacon renfermant une solution alcaline le gaz qui s'en échappe, on reconnaît que ce gaz offre tous les caractères de l'*acide carbonique*. A mesure que ce gaz se dégage du sein du liquide, on voit se former au fond du vase un dépôt blanchâtre qui, examiné au microscope, donne un ensemble de cristaux (Voir plus loin *fig.* 1).

Abandonnée dans un verre à expériences à l'air libre, cette Eau perd, au bout d'un certain temps, une partie de son acide carbonique, et il se forme, à la surface du liquide, une pellicule incolore et cristalline, que le moindre mouvement précipite au fond du vase (*fig.* 2).

Mise en bouteille, et conservée à l'abri de l'air et de la lumière, cette Eau conserve tous ses caractères de limpidité et de saveur acidule. Ayant eu à notre disposition de l'Eau conservée en bouteille depuis six ans, nous avons été à même d'apprécier que ce liquide n'avait subi qu'une perte de gaz relativement peu considérable.

Si l'on traite l'Eau de la source Saint-Léger par les réactifs en usage, voici ce que l'on obtient :

Le papier bleu de tournesol plongé dans le liquide rougit légèrement ; la *teinture de tournesol* donne la même réaction, mais plus accentuée. La teinte rouge clair obtenue accuse un liquide franchement acide. La teinture de *noix de galles* et *l'acide tannique* donnent : la première, une coloration *brune* qui passe au violet par suite de formation de gallate de fer ; le second, une teinte plus accentuée au début, mais qui va en brunissant, par suite de la production d'un tannate de fer.

Le papier *d'acétate de plomb*, plongé dans le liquide, ne change pas de couleur, signe indiscutable d'une eau tout à fait privée d'acide sulfhydrique.

Quelques gouttes *de sous-acétate de plomb liquide* donnent immédiatement un précipité blanc abondant de sels plombiques insolubles.

La *teinture de campêche* donne cette belle couleur de rouge cramoisi que l'on retrouve avec toutes les Eaux bicarbonatées.

Les acides minéraux, *sulfurique, nitrique, chlorhydrique*, produisent un grand dégagement de gaz acide carbonique sans engendrer de dépôt au sein du liquide.

L'*acide tartrique* laisse dégager de l'acide carbonique, sans occasionner de trouble ou de précipité ; les sels qu'il forme avec les bases restent en dissolution dans la masse du liquide.

L'*acide oxalique* dégage bien aussi de l'acide carbonique, mais donne en même temps un précipité abondant d'oxalate de chaux ; et, bien qu'il existe dans ces Eaux une certaine quantité de magnésie, l'acide oxalique ne donne pas d'oxalate de magnésie à cause de la formation d'un oxalate double soluble de soude et de magnésie.

L'*ammoniaque* produit immédiatement un précipité blanc pour former, avec l'acide carbonique libre et celui des bicarbonates, un carbonate d'ammoniaque soluble, tandis que le dépôt est formé de carbonate de chaux, de magnésie et de l'oxyde de fer.

On obtiendrait la même réaction en substituant la potasse à l'ammoniaque.

L'*oxalate d'ammoniaque* précipite abondamment en donnant un dépôt d'oxalate de chaux.

La même réaction a lieu avec le *chlorhydrate d'ammoniaque*.

L'*eau de chaux*, ajoutée en excès, trouble l'Eau minérale de la source Saint-Léger, en donnant des carbonates, sulfates et silicates calcaires.

Avec le *carbonate de soude*, formation rapide d'un précipité de carbonate de chaux et de carbonate de magnésie.

Le *phosphate de soude ammmoiacal* fournit un précipité blanc composé d'un mélange de phosphate de chaux et de phosphate ammoniaco-magnésien.

Avec le *phosphate de soude* seul pour réactif, on obtient seulement un volumineux dépôt de phosphate de chaux, car le phosphate de magnésie reste dissous dans la liqueur, sinon entièrement du moins en partie.

Le *silicate de potasse* donne un dépôt très prononcé en réduisant les bicarbonates terreux en carbonates neutres, tandis que les bicarbonates alcalins et l'acide carbonique libre réagissent seuls sur le silicate de potasse.

Avec le *sulfhydrate d'ammoniaque*, léger trouble dans la liqueur, puis, par le repos, dépôt peu prononcé de sulfure de fer.

Avec le *chlorure de baryum*, opacité qui va en s'accentuant de plus en plus, dégagement d'acide carbonique et dépôt de carbonate et sulfate de baryte.

Le *cyanure jaune*, ou prussiate jaune de potasse, ne donne pas de réaction appréciable.

Le *cyanure rouge*, ou prussiate rouge de potasse, donne immédiatement une teinte verte ; le liquide abandonné à lui-même laisse précipiter un dépôt de bleu de Prusse, tandis que la liqueur surnageante conserve une couleur jaune verdâtre.

Avec le *sulfate de cuivre*, dépôt abondant d'un beau bleu clair très net de carbonate de cuivre.

Le *nitrate d'argent* produit un précipité blanc caillebotté très considérable, renfermant un mélange de sulfates, carbonates, phosphates et chlorures d'argent.

Avec le *chlorure d'or*, rien au début. Ce n'est qu'après un repos prolongé de plusieurs jours que l'on peut observer une très légère teinte violacée, due probablement à l'action des matières organiques sur le chlorure d'or. Cette réaction a mis un temps si long à se produire que *l'on est en droit d'admettre une proportion très faible de matières organiques dans les Eaux de Pougues Saint-Léger*.

Si nous tirons une conséquence de ces nombreux essais, nous voyons par *l'analyse qualitative* seule, que l'Eau minérale de Pougues Saint-Léger contient surtout une quantité considérable d'*acide carbonique* tant libre que combiné, des *bicarbonates de chaux*, *de magnésie*, *de fer*, en proportions notables, enfin, des *chlorures*, *des sulfates de chaux*, *de magnésie et de l'acide silicique*.

Analyse spectrale.

On sait, d'après les travaux de Kirschoff et Bunsen, que les spectres des métaux sont engendrés par les vapeurs métallifères lumineuses, et que l'on peut, à l'aide d'observations spectroscopiques, découvrir la nature de divers métaux en diffusion dans le sol et par suite dans les Eaux minérales.

Quelques auteurs, Mitscherlich, Henrichs, ont même tenté d'établir quelques relations entre les distances des raies d'un spectre et le poids atomique du corps qui le fournit, mais ils ne sont arrivés à rien de précis ni de positif.

Cependant, d'après M. Jansen, on pourrait par le spectroscope déterminer exactement les proportions des matières qui donnent dans les flammes une émission lumineuse spécifique, en faisant des solutions titrées pour chaque liquide et en déterminant le nombre de flammes nécessaires pour ramener la raie produite au même degré de visibilité. Cet auteur admet que l'on peut encore doser une matière quelconque au spectroscope, par le temps que met la substance solide à se volatiliser.

Tous ces procédés peuvent donner d'excellents résultats. Mais nous pensons qu'une grande pratique seule peut donner toute sa valeur à ce mode de dosage, dont les observations réclament une extrême délicatesse. Aussi nous sommes-nous borné à utiliser le spectroscope pour reconnaître les principes qui ont pu échapper à l'analyse par réactions chimiques. C'est ainsi que nous avons pu nous convaincre de la présence de la *lithine* dans l'Eau minérale de Pougues Saint-Léger.

Notre observation a porté sur le résidu provenant de l'évaporation de *six litres d'eau minérale*. Ayant introduit dans la flamme d'un bec de Bunsen, au moyen d'un fil de platine trempé dans l'acide chlorhydrique, une parcelle du résidu salin, nous avons observé d'abord très nettement deux bandes lumineuses, l'une d'un jaune étincelant, celle du *sodium;* l'autre d'un rouge des plus brillants et très caractéristique, celle du *lithium;* puis d'autres, mais d'un éclat beaucoup moindre, représentant par leurs couleurs verte, orange, bleue, le *calcium*, le *magnésium*, le *fer*, etc..

Comme certaines raies lumineuses peuvent être partiellement éteintes par la présence de plusieurs substances dans une même flamme, nous avons isolé la *lithine* de la masse du résidu salin en précipitant d'abord les sels de chaux par l'acide sulfurique et en traitant ensuite par l'alcool qui a dissous les sels de *lithine;* évaporant alors la solution alcoolique, nous avons eu un léger résidu qui, soumis à l'analyse spectrale, nous a donné la raie franchement *rouge* du *lithium* et d'un éclat aussi brillant que celle du *sodium*.

La volatilisation de cet alcali a été assez longue pour nous laisser croire qu'en agissant sur une grande quantité de liquide nous pourrions, *à l'aide des procédés en usage, arriver au dosage de cette base*.

Nous exposons plus loin, à l'analyse quantitative, la méthode que nous avons suivie dans cette opération minutieuse.

Analyse quantitative.

Travail du laboratoire.

Densité. — Nous avons opéré par la méthode *dite du flacon,* qui consiste à rapporter le poids d'un volume déterminé d'Eau minérale (1 litre pour le flacon) à une même quantité d'eau distillée et dans les mêmes conditions de température; puis à prendre la différence des deux poids, différence qui donne la densité de l'Eau minérale d'après l'augmentation que cette dernière a subie par les principes salins en dissolution.

L'expérience nous a donné 1003,4 *pour la densité de l'Eau minérale de Pougues Saint-Léger.*

Acide carbonique. — Ce dosage a demandé une opération préalable, à la source même, qui a consisté à recueillir l'Eau minérale dans deux flacons bouchant à l'émeri, de 300 gr. chacun et contenant déjà quelques grammes de *chlorure de baryum ammoniacal.* Aussitôt il s'est formé un précipité blanc abondant, car tout l'acide carbonique libre et des carbonates a été précipité par l'alcali. Les deux flacons bien bouchés et parafinés étaient prêts pour le travail du laboratoire.

Le précipité de l'un des flacons fut jeté sur un filtre, lavé et bien séché à l'étuve à une douce température. Ayant introduit le tout dans une éprouvette graduée remplie de mercure où l'on avait déjà fait passer quelques grammes d'un acide fort, nous avons noté la dépression subie par le mercure dans l'éprouvette pas suite de la décomposition des carbonates et la mise en liberté de l'acide carbonique. Rapportant le volume obtenu à 0° et 76 de pression, nous avons obtenu par le calcul 3 *gr.* 0041 *pour poids de l'acide carbonique.*

Le deuxième flacon a servi à faire la contre-expérience en convertissant tout le carbonate de baryte formé en sulfate de baryte, lequel, par une simple proportion des équivalents, nous a donné 3 *gr.* 0049 *pour poids de l'acide carbonique des carbonates.* Prenant la moyenne des deux expériences, *nous avons pour poids définitif* 3 *gr.* 0045, représentant *la quantité d'acide carbonique libre et combiné d'un litre d'Eau minérale.*

Acide chlorhydrique. — Le réactif employé est le même que celui qui sert à déceler la présence de cet acide dans les Eaux en général : le *nitrate d'argent* en dissolution.

Ayant expérimenté sur un litre d'Eau minérale préalablement acidifiée par l'acide nitrique, nous avons recueilli sur un filtre le précipité de chlorure d'argent formé. Après avoir desséché dans un creuset de platine taré, filtré et précipité, nous avons eu recours à la balance qui nous a donné le poids de chlorure d'argent, d'où, au moyen des tables dressées à cet effet, nous avons obtenu *le poids d'acide chlorhydrique contenu dans le litre d'Eau soumis à l'expérience, soit* 0 *gr.* 1132.

Acide sulfurique. — Le dosage en a été fait à l'aide du chlorure de baryum, que nous avons fait réagir sur un litre d'Eau minérale acidulée avec de l'acide chlorhydrique étendu. Le précipité de sulfate de baryte formé fut lavé avec soin, puis séché et calciné au rouge avec le filtre dans une capsule de platine tarée. Après calcination, la capsule contenant le produit a été de nouveau pesée pour avoir *la quantité* de sulfate de baryte *d'où nous avons déduit par les tables le poids* 0,1280 *de l'acide sulfurique.*

Acide silicique. — Le procédé pour obtenir la silice est très simple; il consiste à transformer par évaporation et dessiccation la silice soluble en silice insoluble. A cet effet, ayant évaporé deux litres d'eau à siccité, nous avons délayé le résidu avec de l'acide chlorhydrique et on a porté le tout à une douce température. La décomposition achevée, nous avons évaporé jusqu'à siccité et au bain-marie, puis, après avoir humecté de nouveau la masse, on a recommencé l'opération. Une fois refroidie, la masse a été additionnée d'acide chlorhydrique étendu, et chauffée de nouveau avant d'être jetée sur un filtre. Le précipité resté sur le filtre fut lavé, séché et chauffé au rouge. Le résidu restant, défalcation faite des cendres du filtre, nous donna *le poids de la silice, soit de* 0 *gr*. 0412.

Chaux. — Le dosage de la chaux s'est fait en même temps que le précédent. Pour cela, nous nous sommes servi de la liqueur acide, de laquelle nous avions retiré la silice, et nous l'avons traitée par l'ammoniaque, afin de précipiter l'hydrate de sesquioxyde de fer. Ayant filtré, nous vons ajouté au liquide clair de l'oxalate d'ammoniaque, qui a précipité toute la chaux à l'état d'oxalate de chaux, lequel fut recueilli, lavé, chauffé au rouge avec quelques gouttes d'acide sulfurique et nitrique, puis pesé. Du poids du sulfate de chaux, il nous a été facile de déduire *celui de la chaux pour* 1 *litre d'Eau minérale, soit* 0 *gr*. 7252.

Oxyde de fer. — L'évaporation de 10 litres d'eau avec de l'acide chlorhydrique et de l'acide azotique nous a donné un résidu que nous avons repris par l'acide chlorhydrique étendu. Par le filtre, nous avons séparé la silice. Il ne nous restait plus qu'à précipiter l'oxyde de fer par l'ammoniaque. Le précipité recueilli, lavé et chauffé au rouge, nous a donné pour *l'hydrate de sesquioxyde de fer un poids de* 0 *gr*. 0236.

Magnésie. — Le liquide qui nous avait servi à retirer l'oxyde de fer nous a servi pour l'opération du dosage de la magnésie. Nous n'avons eu qu'à précipiter d'abord la chaux par l'oxalate d'ammoniaque, puis à ajouter à la liqueur du phosphate de soude, qui, après un certain temps, nous a donné un dépôt cristallin de phosphate ammoniaco-magnésien. Ce dépôt, lavé à l'eau ammoniacale et calciné à l'air dans une capsule de platine tarée, nous a donné, à l'aide des tables, le poids de magnésie contenu dans les 10 litres d'eau : 1 gr. 227, *soit* 0 *gr*. 1227 *pour un litre d'Eau minérale.*

Soude et potasse. — Ces deux sels se dosent en même temps à l'état de chlorures de sodium et de potassium. Pour cela, ajoutant de l'eau de baryte, nous avons précipité l'acide carbonique de

20 litres d'eau à l'état de carbonate de baryte, la silice par l'acide chlorhydrique, et, laissant nos sels de sodium et de potassium à l'état de chlorures, dont nous avons pris le poids, nous les avons traités par le chlorure de platine en excès. Le résidu obtenu, séché et pulvérisé, a été mis dans un flacon avec de l'alcool à 80°. Après plusieurs jours de contact, nous avons filtré et recueilli un très léger dépôt de chlorure double de platine et de potasse, le chlorure de platine et de soude restant dissous dans la liqueur. La pesée du précipité nous a donné par les tables le poids de la potasse, que nous n'avons eu qu'à soustraire du poids connu des deux chlorures pour avoir celui de la soude. C'est ainsi que nous avons trouvé pour *la potasse le faible poids de* 0 *gr.* 0039, et pour *la soude* 0 *gr.* 5239.

Lithine. — Prévoyant que nous devions trouver une quantité relativement faible de lithine, nous avons opéré sur 20 litres d'eau comme dans l'expérience précédente, *suivant le procédé recommandé par M. Wurtz.* Ce procédé consiste à évaporer l'eau au 1/10 de son volume, à filtrer pour enlever les matières terreuses qui se sont déposées ; ajoutant alors à la liqueur du sous-carbonate de soude pur qui précipite le reste de matières terreuses, on filtre et on évapore la liqueur à siccité, afin de rendre complètement insoluble le carbonate calcaire qui peut encore exister dans l'eau. On reprend le résidu par l'eau bouillante et on filtre le tout bouillant dans une capsule placée au bain-marie, afin de maintenir le carbonate de lithine soluble. Additionnant alors la liqueur chaude de phosphate de soude pur, on obtient un léger précipité de phosphate de lithine.

Afin de rendre le phosphate tout à fait insoluble, on reprend par l'eau froide le précipité, que l'on jette ensuite sur un filtre taré ; on a, par une nouvelle pesée, le poids de phosphate de ithine, qui donne, par le calcul des tables, le poids même de ithine, *soit* 0,0072 *dans notre expérience.*

Arsenic. — Pour examiner si l'Eau de la source Saint-Léger renferme de l'arsenic, il faut évaporer jusqu'à 200 litres d'eau et traiter le résidu par l'appareil Marsch ; on obtient alors, après l'essai de l'acide sulfurique et du zinc pendant deux heures, des taches miroitantes et caractéristiques de l'arsenic métallique.

La capsule de porcelaine ci-exposée est le témoin de cette opération délicate.

Matières organiques. — Bien que l'état de la science ne permette que de faire un dosage approximatif, nous avons employé pour cette expérience la méthode qui nous semblait la plus rationnelle.

Nous nous sommes servi d'une liqueur titrée de permanganate de potasse, qui a la propriété de se décolorer tant que l'eau additionnée légèrement d'acide sulfurique renferme des matières organiques non oxydées. On est averti de la fin de l'opéra tion lorsque le réactif conserve une coloration rouge persistante. Nous sommes arrivé à trouver 0 *gr.* 0300 *pour la quantité de matières organiques par litre d'Eau minérale.*

Résidus salins. — Pour obtenir la proportion de résidu salin ou principes fixes, nous avons fait évaporer lentement au bain de sable, dans une capsule tarée, 100 cc. d'Eau minérale, en prenant les précautions nécessaires pour garantir la capsule des poussières environnantes, et, lorsque l'eau a été entièrement évaporée, nous avons chauffé à 100°, en ayant soin de peser de temp en temps la capsule, afin de nous assurer de l'instant où son poids, déduction faite de celui de la capsule, représenterait *la quantité de principes salins que contenait l'eau soumise à l'expérience, soit 2 gr. 45 par litre d'Eau minérale.*

Interprétations des résultats.

Doit-on, dans une analyse d'Eau minérale, chercher à donner une formule qui apprenne comment les éléments, acides et bases, sont combinés, et dans quelle proportion ils se combinent? Il règne sur ce point la plus grande incertitude, comme le prouve surabondamment ce qui suit.

Murray dit, dans son Mémoire intitulé : *Formule générale d'analyse des Eaux minérales* (1): « Tout ce qu'on peut faire avec précision dans une analyse d'eau minérale, *c'est de détrminer les éléments et ensuite d'en former des combinaisons binaires, conformément à la manière de voir qu'on a jugée la plus probable.* » D'autre part, Berzélius dit : « L'analyse fait con-
« naître ce que le composé renferme, mais la théorie nous ap-
« prend que tout n'était réellement pas contenu dans l'eau comme
« on le trouve dans le résultat de l'analyse. *On aurait tort*
« *d'essayer tout autre rapprochement, car il ne serait qu'une*
« *hypothèse vague.* »

1. *Annales de chimie et de physique*, 1817 t. VI, p. 159.

En présence d'avis aussi contradictoires, nous donnons l'opinion de Frezénius, qui, pour nous, résume la question :

« Les résultats obtenus dans une analyse d'eau sont les « données immédiates des expériences directes. Ils ne dépendent « nullement des considérations théoriques sur la manière dont « les différents corps trouvés sont combinés entre eux. Comme « cette question reste indécise dans l'état actuel de la science, « *il faut donc avant tout, lorsqu'on rapporte une analyse d'Eau* « *minérale, donner les résultats directs et les méthodes suivies* « *pour les obtenir. De cette façon, l'analyse a sa valeur dans* « *tous les temps et elle peut servir de point de départ pour savoir* « *si la composition reste ou non constante.* »

Nous inspirant des principes posés par cet habile expérimentateur, nous donnons dans le tableau ci-desous les résultats de l'analyse expérimentale, la seule qui ait une valeur réelle et positive.

Tableau de la composition de l'Eau minérale de la source Saint-Léger, à Pougues

LES POIDS SONT EXPRIMÉS EN GRAMMES ET RAPPORTÉS A 1.000 GR. OU 1 LITRE D'EAU	
Température	13° 50
Densité	1.003° 4
Acide carbonique libre et des carbonates	3.0045
Acide chlorhydrique	0.1132
Acide sulfurique	0.1280
Acid silicique	0.0412
Chaux	0.7252
Oxyde de fer	0.0236
Magnésie	0.1227
Soude	0.5239
Potasse	0.0039
Lithine	0.0072
Arsenic	0.0022
Matières organiques	0.0300
Total	4.7256
Résidus salins	2.45

Gaz dissous dans l'eau :

Proportion. — 1.950^{cc} par litre, se décomposant ainsi pour 100 parties de gaz :

Acide carbonique. . . .	53
Azote.	37
Oxygène.	10

Gaz spontanés s'échappant de la source pour 100 parties de gaz :

Acide carbonique. . . .	76
Azote	18
Oxygène.	6

Conclusions.

De l'exposé de notre tableau analytique il ressort que l'Eau minérale de Pougues Saint-Léger est remarquable par la proportion élevée d'*acide carbonique* (*plus de* 3 *grammes par litre*) et de *bicarbonates de chaux*, *soude*, *fer* et *manganèse* qu'elle contient.

D'après l'analyse systématique, c'est-à-dire par combinaison hypothétique, le *bicarbonate de chaux seul entrerait pour* 1 *gr*.8648 dans la composition de cette Eau minérale, qui renferme, en outre des autres éléments mentionnés plus haut, *magnésie*, *fer*, *etc* , une quantité parfaitement pondérable *de lithine*, *soi* 0 *gr*. 0072 *par litre*.

Ces Eaux, comme l'a dit M. Mialhe dans son rapport à l'Académie, « *doivent donc occuper une place spéciale dans la* « *classe* des *Eaux bicarbonatées*. *calciques*, *magnésiennes*, *fer-* « *rugineuses iodées* » et nous ajouterons *lithino-arséniées*.

Analyse des gaz dissous dans l'Eau de la source Saint-Léger, à Pougues.

LEUR DIFFÉRENCE AVEC LES GAZ SPONTANÉS DE LA SOURCE.

Pour recueillir les gaz dissous dans l'eau, nous portons à l'ébullition dans un ballon muni d'un tube recourbé se rendant sous une éprouvette graduée à mercure, 500 gr. d'Eau minérale. Nous laissons bouillir jusqu'à ce qu'il ne se dégage plus de gaz, et, ayant laissé refroidir l'appareil pour condenser la vapeur d'eau qui aurait pu être entraînée sous l'éprouvette, nous notons le volume occupé par les gaz dans l'éprouvette. Ce nombre étant de 975^{cc} nous donne 1950^{cc} pour la proportion des gaz contenus dans un litre d'eau de la source Saint-Léger, soit 195 p. 100.

De quelle nature étaient ces gaz?

Les opérations suivantes vont nous renseigner.

Ayant fait passer sous une nouvelle éprouvette, placée sur le mercure 100^{cc}, des gaz recueillis précédemment, nous introduisons quelques fragments de potasse caustique légèrement humidifiés. Immédiatement la colonne de mercure monte dans éprouvette, et, après une nouvelle introduction d'un morceau de potasse pour assurer la saturation, nous voyons que la colonne mercurielle avait monté de 53 divisions. C'était donc 53^{cc} d'acide carbonique que la potasse avait absorbés pour former avec lui du carbonate de potasse.

Comme deuxième opération nous faisons, avec un peu de gomme en poudre et d'acide pyrogallique, une boulette que nous faisons passer dans cette même éprouvette, pour absorber l'oxygène que pouvait renfermer le mélange gazeux. La colonne mercurielle, au bout d'un certain temps, monta de 16 divisions et resta stationnaire; nous en avons conclu que l'oxygène était en proportion de 16 p. 100 dans le gaz de l'éprouvette.

Si alors, additionnant les deux quantités de gaz analysés, soit 63^{cc}, nous les retranchons de la totalité de 100^{cc} du mélange gazeux soumis à l'expérience, nous obtenons 37^{cc} pour le gaz restant, c'est-à-dire l'azote.

La conclusion de cette analyse est donc que:

1° Un litre d'eau de la source Saint-Léger renferme 1950^{c} de gaz.

2° Que 100^{cc} de ce gaz se décomposent ainsi :

Acide carbonique	53
Azote	37
Oxygène	10

Pour ce qui concerne l'analyse chimique des gaz s'échappant spontanément de la source, les opérations ont été les mêmes, sauf que, pour recueillir ces gaz, nous avons adapté sur l'ouverture du puits une immense cloche portant un ajutage à robinet sur lequel était vissé un ballon oxygène.

Une fois le ballon rempli nous l'emportons au Laboratoire où il est procédé à l'analyse, comme il a été dit plus haut pour les gaz dissous. C'est ainsi que nous obtenons les chiffres suivants :

Pour 100^{cc} de gaz spontanés de la source :

Acide carbonique	76
Azote	18
Oxygène	6

Comparant ces deux résultats analytiques, on voit qu'il existera une notable différence dans l'élément gazeux entre l'Eau qui sera puisée à la surface du puits, c'est-à-dire à ciel ouvert, et celle que l'on recueillera au moyen d'un conduit prenant naissance au fond même du puits, c'est-à-dire au-dessous d'une colonne de liquide de plusieurs mètres de haut. En effet, nos analyses nous ont démontré que l'élément gazeux variait avec la hauteur à laquelle l'eau était puisée, d'où la nécessité que nous avons reconnue d'établir pour les divers usages médicaux deux modes de recueillir l'eau : l'un à la surface liquide à l'aide d'un gobelet ordinaire ; l'autre à 4^{m} 50 de profondeur, point d'émergence de la source Saint-Léger.

(Voir à la partie médicale (chapitre III) l'application thérapeutique que nous tirons des conséquences de ces divers états gazeux vérifiés par le procédé analytique).

APPENDICE

Notes explicatives sur l'examen au microscope.

Douze litres d'Eau minérale de Pougues Saint-Léger ayant été évaporés à siccité ont fourni un résidu qui, examiné au microscope, a donné les cristaux reproduits (*a*, *a*, *a*). On remarque surtout du sulfate de chaux en aiguilles enchevêtrées et douées sous le microscope d'un aspect soyeux ; du *chlorure de sodium* (*b*) et des *carbonates calcaires*, les uns à l'état compact et cristallin (*c*, *c*), les autres à l'état terreux (*c'*. *c'*,) mélangés à des *carbonates de fer*, de *magnésie* et de *silice*.

A la *fig*. 3 se montrent des cristaux obtenus en évaporant à siccité l'Eau minérale débarrassée préalablement des sulfates de chaux insolubles. Cette figure représente des *chlorures* et *sulfates de soude, magnésie*, *lithine,* etc., etc. Les premiers ont pour type le *cube*, les seconds le *prisme*.

La *fig*. 4 donne l'état sous lequel nous avons obtenu la *lithine*, traitée comme il a été dit précédemment, et qui serait, d'après M. Mayer, un phosphate *tribasique de lithine*. C'est à l'état amorphe que l'on recueille ce produit qui, assurément, existe dans l'Eau minérale à l'état de carbonate de lithine dissous à la faveur de l'acide carbonique.

La *fig*. 5 représente la matière ferrugineuse recueillie à la source même, sur les parois du puits, c'est-à-dire exposée à la lumière et à l'air et mélangée à la matière jaune glaireuse des végétaux cryptogames.

Si l'on examine sous le champ du microscope le dépôt qui se forme sur les bords du puits, on reconnaît, au milieu des nombreux produits minéralisateurs, un végétal cryptogame sous la forme, les uns de cellules allongées, les autres de filaments plus ou moins développés.

Ces végétaux cellulaires, du groupe des *Algues*, appartiennent à des genres différents. Nous reproduisons (Pl. E et F) les deux espèces que l'on rencontre surtout à la source.

La *fig.* 7 montre la configuration des cellules-mères (*a*), leur mode de division (*b*) et la façon dont les cellules filles se complètent.

Ces cellules (*a*, *a*, *a*), toutes semblables entre elles, peuvent demeurer réunies en filaments ou vivre tout à fait isolées, sécrétant une gelée molle, dans laquelle elles vivent en société. La silification de leur membrane cellulaire se fait d'une façon très puissante et le pigment chlorophyllien affecte la forme de grains où la matière verte est masquée par une substance jaunâtre, la *diatomine* ou *phyloxanthine*.

Une des particularités les plus remarquables de ces algues c'est que leur membrane silicifiée consiste en deux moitiés distinctes et d'âges différents, dont la plus âgée chevauche sur la plus jeune à la manière d'un couvercle de boîte.

Quand la division cellulaire commence, ces deux moitiés s'écartent l'une de l'autre et lorsque le contenu s'est partagé en deux cellules-filles, chacune forme sur la face de division une nouvelle membrane qui vient s'ajuster avec celle de la cellule-mère.

Lorsque l'accroissement se produit, le contenu de ces petites cellules abandonne la membrane siliceuse pour s'entourer d'une nouvelle membrane et se développer en forme de lames ou rubans s'entremêlant les uns dans les autres. Outre les mouvements ordinaires du *protoplasma* dans l'intérieur de leurs cellules, ces algues glissent sur les corps solides ou déplacent à leur surface des petits granules qui les entourent ; ce déplacement de granules n'a lieu que le long d'une ligne longitudinale de la membrane, où M. Schultze suppose qu'il existe des fentes ou des ouvertures par où le *protoplasma* peut faire saillie au dehors, ce qui serait une cause de glissement.

Les Algues filamenteuses représentées *fig.* 8 (*b. b.*) appartiennent *au groupe des Confervacées, genre Ulothrix.*

Le mode de développement de ces cryptogames ne diffère pas sensiblement de celui des Diatomées (*a. a.*) dont nous venons de donner les principaux caractères.

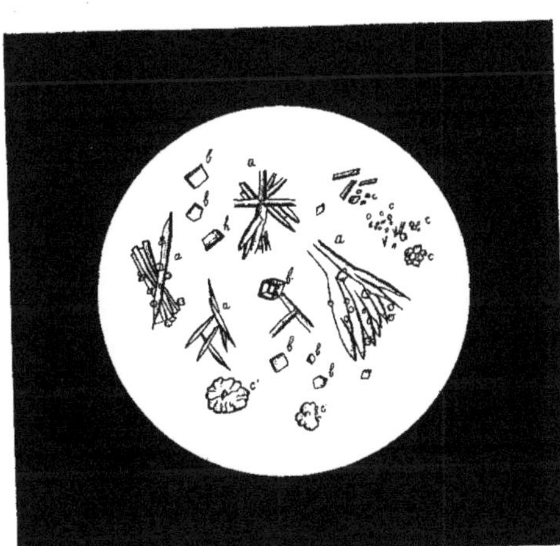

Fig. 1. — Résidu salin après évaporation directe (*carbonates, sulfates, silicates et chlorures*).

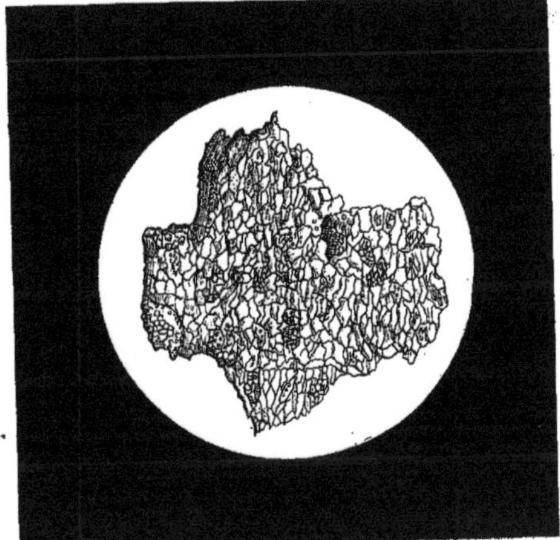

Fig. 2. — Pellicule irisée de matière saline obtenue par le repos prolongé de l'eau à l'air libre. — Grossissement 200 fois.

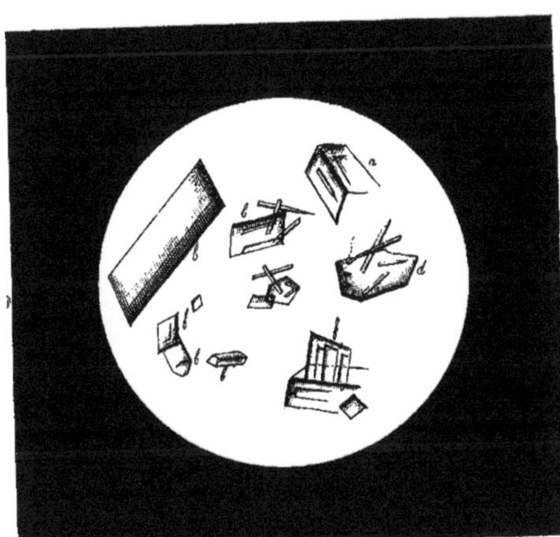

Fig. 3. — Cristaux de sulfates et chlorures solubles. — Grossissement 200 fois.

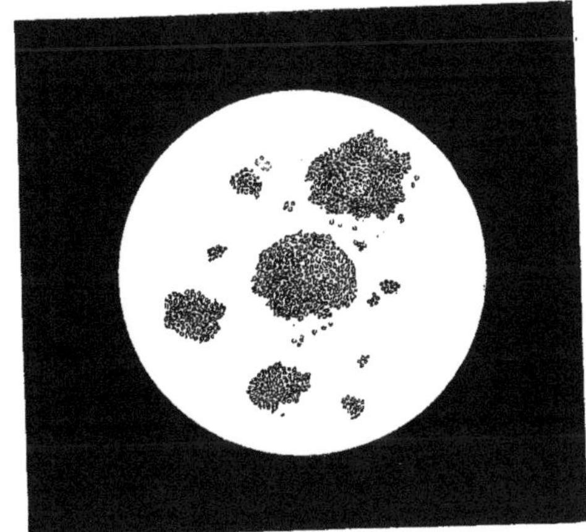

Fig. 4. — *Lithine* amorphe extraite des Eaux de Pougues. — Grossissement 200 fois.

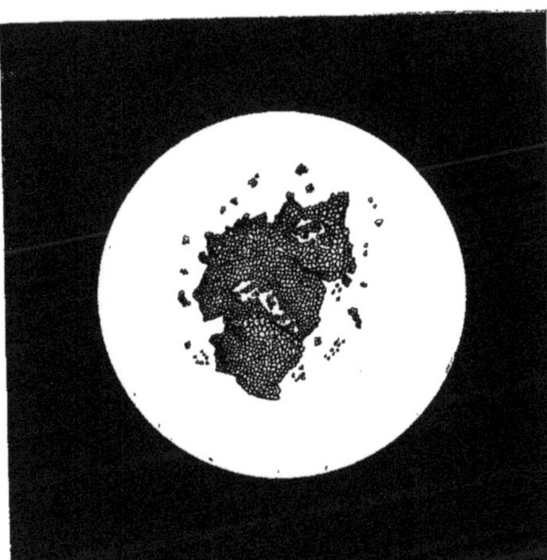

Fig. 5. — Amas de *Corpuscules ferrugineux* rencontrés dans l'Eau de Pougues en bouteille. — Grossissement 200 fois.

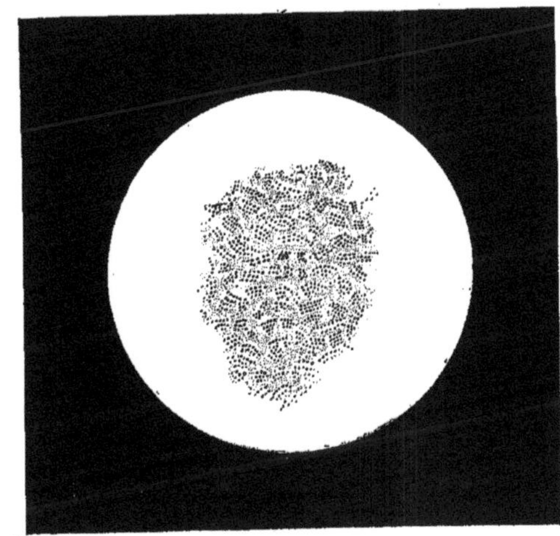

Fig. 6. — Dépôt ferrugineux recueilli à la source même. — Grossissement 200 fois.

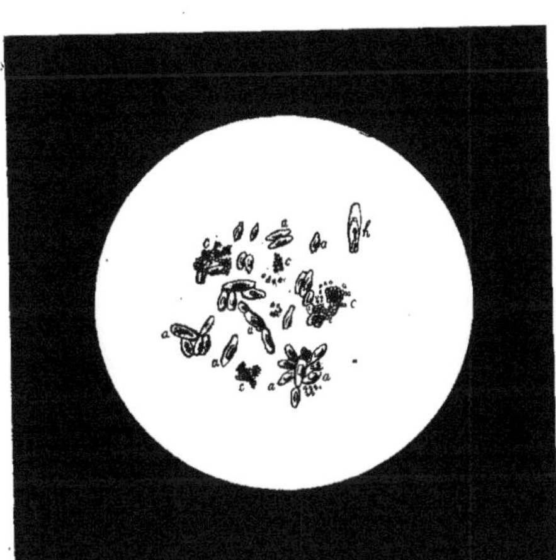

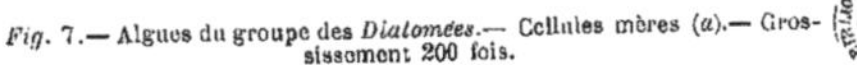

Fig. 7.— Algues du groupe des *Diatomées*.— Cellules mères (*a*).— Grossissement 200 fois.

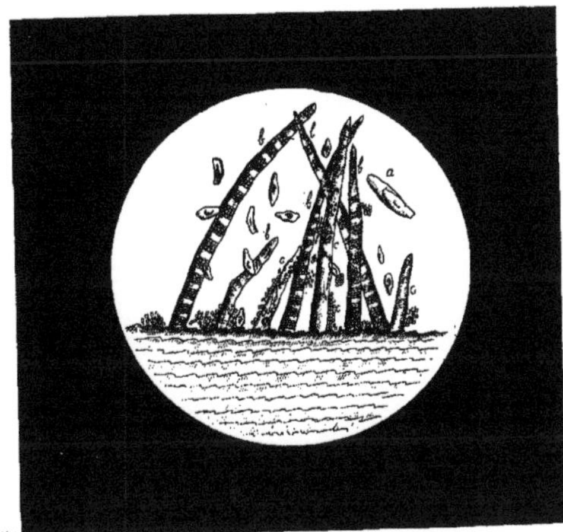

Fig. 8. — *Diatomées* (*a*) et *Confervacées* filamenteuses du genre ULOTHRIX (*bb*). — Grossissement 200 fois.

CHAPITRE II

PARTIE DE PHYSIOLOGIE EXPÉRIMENTALE

Considérations générales

Au point de vue de leur composition chimique, l'étude des Eaux minérales est soumise à des lois parfaitement connues, grâce aux progrès de la science moderne qui a mis entre nos mains les réactifs nécessaires et les instruments (microscope, spectroscope) les plus perfectionnés; mais il en est tout autrement lorsqu'il s'agit de rechercher les modifications qu'elles font subir à l'organisme, puisque nous avons à tenir compte de la diversité des constitutions individuelles, et des modifications sans cesse apportées dans l'être vivant par les influences extérieures, et, surtout, de la difficulté de rencontrer, comme terrain d'expériences, des sujets débarrassés de tare héréditaire ou acquise, en un mot en état de santé parfaite.

Notre tâche consiste à discerner ce qu'il y a de durable dans le changement apporté dans l'organisme, par l'action de l'Eau minérale et à dégager le résultat constant et régulier de celui qui est purement accidentel.

On nous objectera que le nombre de nos observations est bien restreint et ne peut fournir des conclusions absolument inattaquables. De toutes celles que nous avons recueillies nous n'avons voulu donner que les principales, pour ne pas grossir démesurément ce travail.

De l'ensemble de nos observations est résulté pour nous la conviction que, quand sur l'individu sain un médicament produit des effets toujours semblables, quel que soit le nombre des expériences, les conséquences que nous en tirerons ont un grand degré de probabilité. Quant aux variantes qui se signaleront à notre attention elles ne doivent servir qu'à provoquer de nouvelles recherches.

Les résultats que nous consignons ici sont basés sur des expériences faites en plusieurs séries, à des époques différentes, pendant la saison des Eaux.

Effets de l'usage interne des Eaux minérales de la source Saint-Léger, combiné avec le traitement externe.

Nous avons établi trois degrés dans l'administration de ces Eaux, ainsi que cela se pratique ordinairement pour d'autres médicaments, correspondant :

Le premier à l'Eau prise à petite dose (250 *à* 500 *grammes*) ;

Le second à l'Eau prise à dose moyenne (500 *à* 1.000 *grammes*) ;

Le troisième à l'Eau prise à forte dose (1.000, 1.500 *grammes et plus*).

L'Eau qui a servi à l'usage interne provenait uniquement de la Source Saint-Léger et n'était puisée qu'au moment de son emploi. — L'Eau qui a servi à la préparation des bains a été tirée du puits Saint-Marcel.

Pendant toute la durée des expériences, le même genre de vie a été rigoureusement observé, et rien n'a été changé dans les heures des repas, l'exercice en plein air, la qualité et la quantité des aliments et de la boisson.

Le traitement externe n'a pas varié pendant le temps consacré aux essais ; il a consisté exclusivement en bains généraux quotidiens de 32° de température et 30 minutes de durée.

Effets de l'usage interne de l'Eau prise à petite dose.

Dans la première série d'expériences qui devait faire connaître l'effet des Eaux prises à petite dose, l'action générale n'a pas été très manifeste ; on l'explique facilement, du reste, en remarquant que nous agissons sur l'individu sain et par conséquent capable de supporter, sans réaction appréciable, la petite quantité d'éléments médicamenteux contenus sous ce volume dans l'Eau minérale.

Il n'en sera pas de même lorsque nous aurons à observer l'efficacité de cette même dose sur un organisme débilité, c'est-à-dire dans le cas où des conditions vraiment pathologiques exigeront beaucoup de ménagement et de prudence.

Ce dernier examen sortant du cadre de notre sujet, nous y reviendrons utilement lorsque nous traiterons, dans un prochain, fascicule, de l'action thérapeutique de l'Eau de Pougues Saint-Léger.

Nous dirons cependant que, dans l'expérience que nous exposons (dose, 250 à 500 gr.), la digestion a subi un certain surcroît d'activité fonctionnelles sans retentissement bien caractéris toutefois sur le tube intestinal. Nous n'avons pas remarqué davantage que la sécrétion rénale en fût influencée, tant sous le rapport quantitatif que qualitatif.

En résumé, nous voyons que l'organisme s'est peu ressenti de l'effet de l'Eau minérale prise à petite dose : l'expérience qui suit nous montrera qu'il faut au moins une quantité moyenne de 500 à 1.000 grammes pour obtenir des modifications réellement physiologiques.

Effets de l'Eau prise à dose moyenne.

Comme les effets de l'Eau prise à dose moyenne constituent les phénomènes le plus généralement observés, nous les exposerons avec certains développements, en insistant surtout sur les différences survenues dans les principales sécrétions de l'économie.

Voici l'action produite sur une personne adulte à cette dose (500 à 1,000 grammes).

Quand on la boit, l'Eau de Pougues Saint-Léger produit une sensation de fraîcheur très agréable. D'une saveur aigrelette. elle stimule dans la cavité buccale, en les rendant plus fluides, les sécrétions du mucus et de la salive, aiguise le goût et donne lieu à une déglutition plus fréquente ; en même temps. elle provoque sur le tube digestif une excitation des plus favorables, produisant même quelquefois des éructations dues à la grande quantité d'acide carbonique qu'elle contient. Peu de temps après, un vide se fait sentir à l'estomac, l'appétit se déclare et la digestion se fait plus rapide et plus complète.

Lorsque cette dose est répétée pendant plusieurs jours

comme nous l'avons fait, la plupart des sécrétions et des excrétions des reins, des glandes et des organes glandulaires sont augmentées et modifiées dans leur constitution.

Les modifications des urines se révèlent les premières et avec plus de constance. Au moment de l'absorption ou quelques instants après, le besoin d'uriner se manifeste avant même que la vessie soit pleine, et persiste pendant un certain temps. Les urines sont pâles, d'un jaune clair, limpide et exhalent peu d'odeur. Un exercice modéré en favorise l'émission.

La quantité en est accrue dans une proportion moyenne de 1,600 à 1,700 grammes.

Les poids des différents éléments tant organiques que minéraux varient pour chacun d'eux.

Ainsi l'urée nous a donné une moyenne de 34 gr. 33 par jour.

L'acide urique a été recueilli dans la proportion de 1 gr. 06 par jour.

Le chlorure sodique a donné 12 gr. 75 par jour.

Les sulfates 5 gr. 4.

Les phosphates 1 gr. 72.

Le résidu fixe 68 gr. 8.

Le tableau qui suit rendra la comparaison plus facile entre les jours ordinaires et les jours d'expériences.

Tableau analytique des Urines

POIDS MOYENS	Quantité de l'urine des 24 h.	URÉE	Acide urique	Chlorure sodique	Phosphates	Sulfates alcalins	Résidu fixe de 24 heures
Jours ordinaires. .	1338	30,5	0,60	10,3	3,50	2,19	55,6
Jours d'expériences.	1642	34,33	1,06	12,75	5,4	1,62	68,8

Un simple coup d'œil jeté sur le tableau précédent fait voir immédiatement que la quantité de l'urine, aussi bien que celle des principes solides qui la constituent, à l'exception des phosphates sur lesquels nous reviendrons à cause de leur importance, que ces divers principes, disons-nous, ont subi une augmentation uniforme et considérable. Et si cette augmentation dans la quantité des matières solides de l'urine est une preuve d'accroissement dans la transformation organique, nous pourrions établir en principe que, *l'usage interne de notre Eau minérale combiné avec le traitement externe produit une augmentation immédiate dans l'oxydation organique.*

Nous voyons donc que la quantité de l'urine est plus basse dans l'après-midi des jours d'expérience que dans celle des jours ordinaires. Cela tient plutôt à l'augmentation des sécrétions cutanées (par suite d'une température élevée) qu'à l'influence du traitement.

Quant aux substances organiques (Urée $CH^4 AZ^2 O$; Acide urique $C^5 H^4 AZ^4 O^3$) leur plus grande abondance dans l'élimination démontre que ce sont les éléments les plus exposés à l'oxydation qui sont sécrétés en plus grande quantité, et, comme ces composés empêchent l'assimilation normale, leur perte aidera considérablement au rétablissement des fonctions troublées, en augmentant dans une plus grande proportion le besoin de nourriture. Si ces matériaux sécrétés avaient un caractère morbide, susceptible de créer un cas pathologique, nous offririons alors à l'économie, grâce aux nouvelles substances fournies par les aliments, la possibilité, la probabilité même d'obtenir des éléments nouveaux d'une composition normale.

C'est ainsi que l'absorption d'une certaine quantité d'Eau minérale et une nourriture appropriée favoriseront plus avantageusement l'état général que ne le ferait le régime seul.

Nous pouvons surtout atteindre ce résultat si les aliments sont choisis avec soin et propres à une prompte assimilation.

Si notre examen a porté de préférence sur les éléments de l'urine tels que l'urée et l'acide urique, c'est que ces produits jouent le principal rôle dans la métamorphose organique. Peut-il du reste en être autrement, lorsque l'on considère que l'urée est le terme ultime de l'oxydation des matières azotées, par conséquent qu'elle doit se trouver dans les différents liquides de l'économie ? — En effet, Prévost et Dumas ont les premiers démontré que cette substance, emportée dans le torrent de la circulation, se retrouve dans le sang et est sans cesse éléminée par les reins. Nous savons aussi que l'urée ne se produit pas d'emblée dans l'économie aux dépens des matières azotées ; celles-ci en s'oxydant paraissent se dédoubler en produits divers dont les uns, exempts d'azote, sont représentés par la matière glycogène, l'inosite, la cholestérine, etc., et dont les autres, riches en azote, tels que *l'urée elle-même, l'acide urique, la xanthine, la créatinine*, etc., se retrouvent dans les divers tissus où, peu à peu et d'une manière plus ou moins complète, ils peuvent se transformer en urée, en s'oxydant, s'hydratant, se dédoublant successivement.

L'*acide urique* a été l'objet de notre observation comme étant lui-même un produit d'oxydation moins avancé, il est vrai, que l'Urée, mais résultant aussi de la transformation et du dédoublement de ces mêmes matières azotées. En dehors de sa quantité, que nous voyons augmenter sous l'influence de l'Eau minérale, nous signalerons quelques modifications dans sa forme cristalline. Extraits de l'urine normale par les procédés ordinaires, c'est-à dire en les précipitant de leur solution par l'acide chlorhydrique pur, *les cristaux d'acide urique* nous ont donné au microscope les formes communes et régulières à base de rectangle et de losange (*fig.* 9).

Ce même produit, retiré de l'urine les jours d'expérience, par le même procédé, avec le même réactif et dans les mêmes conditions de température, s'est montré en cristaux de formes irrégulières (*fig.* 10), mais dérivant néanmoins de la forme primitive.

Nous ne saurions assigner une cause bien définie à cette variété dans la forme cristalline, sachant qu'il arrive souvent que deux urines presque identiques de composition présentent les formes prismatiques les plus déliées, celles d'aiguilles fines disposées en faisceaux (*fig.* 11), comme aussi celles de prismes, losanges à angles arrondis, même celles de boules plus ou moins régulières (*fig.* 12).

Les autres chiffres de notre tableau concernant les matières minérales (sulfates, chorures, etc.) contenues dans l'urine, s'expliquent d'eux-mêmes et ne demandent pas d'éclaircissements ultérieurs. Ils nous démontrent que l'accélération organique basée sur leurs proportions plus ou moins élevées est insignifiante, du moins autant qu'on en peut juger par les quantités relatives à chacun de ces éléments dans l'urine; mais on doit remarquer une circonstance qui a sa valeur: *la diminution dans la sécrétion de l'acide phosphorique et des phosphates*, substances qui restent dans l'organisme sous l'influence du traitement interne et externe.

Les rapports importants qui existent entre les phosphates de chaux et le procédé d'assimilation dans la formation des tissus organiques donnent à cette observation un grand poids. La diminution dans la perte d'acide phosphorique joue, à n'en pas douter, un rôle considérable dans les effets salutaires d'une Eau minérale, et exerce une grande influence sur la nutrition et, par conséquent, sur le poids relatif du corps.

Si un agent quelconque agit dans la transformation organique, de manière à augmenter dans des proportions voulues chaque sécrétion, le poids du corps restera stationnaire aussi longtemps qu'un accroissement correspondant aura lieu dans la quantité des aliments absorbés. Si cet accroissement ne suffit pas pour compenser l'augmentation des sécrétions, le poids du corps diminuera nécessairement ; mais si cette quantité est en excédent sur la perte, le poids du corps pourra devenir plus élevé.

Avec un agent tel que l'Eau minérale, facilitant toutes les sécrétions à l'exception de celle qui est indispensable à la formation de nouveaux tissus, c'est-à-dire l'acide phosphorique et les phosphates, cette rétention de produits phosphatiques dans l'organisme doit produire des effets salutaires et aider à l'assimilation générale. En augmentant dans ces mêmes circonstances la proportion du régime alimentaire, on devra s'attendre à une suractivité fonctionnelle et, par suite, à une augmentation de poids. C'est, du reste, ce qui a été constaté dans nos expériences par des pesées faites avant et après l'usage de l'Eau minérale en boisson et en bains.

Pour compléter nos observations, nous avons à examiner ce qui s'est passé du côté de l'intestin.

Quelques jours après l'usage quotidien de l'Eau minérale à dose moyenne, l'action stimulante ressentie par l'estomac se communique aux organes du bassin, et souvent il s'ensuit dans les intestins un gargouillement et de légères épreintes suivies d'évacuations sans la moindre sensation douloureuse. Les selles se répétant une ou deux fois dans la journée, procurent du soulagement, un sentiment de quiétude, rarement de lassitude ; elles sont plus fréquentes et plus abondantes lorsque la peau reste inactive et les urines faibles, mais paraissent cependant avoir des rapports plus directs avec les sécrétions de la peau qu'avec celles des reins.

Leur consistance se rapproche d'abord de l'état normal, plus tard elles deviennent plus liquides, rarement aqueuses, même vers la fin de la cure. La couleur est d'un brun foncé plus ou moins verdâtre, ce qui dénote une augmentation de la sécrétion biliaire. Elles sont formées de résidus alimentaires, de débris de cellules épithéliales, de produits de la sécrétion plus abondante du foie, du pancréas, des glandes intestinales de la muqueuse et de certains éléments des Eaux minérales.

En ce qui concerne la sécrétion biliaire, nous venons de voir, par la couleur même des selles, qu'elle est également activée.

La modification quantitative de la sueur est assez faible pour pouvoir la considérer comme négligeable.

La circulation, la respiration n'ont pas subi de changement appréciable.

Mais si l'on continue les Eaux à cette même dose pendant quelque temps, c'est-à-dire quatre à six semaines, l'on voit en général apparaître d'autres symptômes. Le volume du corps tend à diminuer, celui de l'abdomen surtout; le tissu adipeux disparaît, les muscles deviennent plus apparents; les fonctions de tous les organes se font plus rapides et plus complètes, principalement celles des organes de la digestion et de la nutrition. La respiration est plus fréquente, la circulation du sang plus active; quelquefois on observe une légère accélération du pouls et des bouffées de chaleur passagère.

Cependant il arrive souvent que certaines personnes se trouvent incommodées d'un traitement aussi prolongé. C'est alors que se manifestent les symptômes dits de *saturation*. Le buveur éprouve de l'aversion pour l'Eau minérale que, jusque-là, il prenait avec plaisir, et ressent, après l'ingestion, un malaise à l'estomac accompagné de nombreuses éructations.

Les sécrétions commencent à devenir irrégulières, tantôt trop fortes, tantôt trop faibles. La langue se couvre d'un enduit blanchâtre; le goût s'affadit; l'appétit se perd; la soif devient plus intense, et il s'ensuit un sentiment général de relâchement et de fatigue.

S'obstine-t-on à continuer les Eaux, sans tenir compte de ces symptômes, on arrive à la phase dite de *sursaturation*. Alors la répugnance et le dégoût pour l'Eau minérale deviennent encore plus prononcés: la langue se charge d'un dépôt épais, blanc ou jaunâtre; il survient de l'anorexie, mais pas de vomissements; quelquefois de la diarrhée ou de la constipation. Le ventre se gonfle, les urines sont rares, foncées en couleur et troubles. Il se manifeste des phénomènes d'excitation générale, de congestion vers la poitrine et la tête, de vertige ; le sommeil est troublé par des rêves ; la face même peut prendre le coloris gastrique.

En cessant l'usage des Eaux ces symptômes ne tardent pas à disparaître, et tout rentre dans l'ordre normal.

Si l'on interrompt l'usage des Eaux avant que les effets morbifiques se soient déclarés, elles continuent d'agir quelque temps sur les organes de la digestion et de la sécrétion ; parfois leur action cesse immédiatement, mais, dans tous les cas, leur activité se fait sentir dans un temps plus ou moins rapproché du traitement.

Effets de l'Eau prise à forte dose.
(1.000 à 1,500 grammes et au delà).

Nos Eaux prises à hautes doses, principalement le matin à jeun dans l'espace de quelques heures, par une personne bien portante, produisent le plus souvent des effets laxatifs, quelquefois même purgatifs. Les évacuations n'arrivent pas pendant l'absorption des Eaux: l'effet est plus lent et se manifeste ordinairement trois ou quatre heures après l'ingestion du liquide. Elles sont ordinairement accompagnées de quelques borborygmes, de tiraillements; elles peuvent se répéter deux ou trois fois dans la journée.

De ce fait les digestions sont accélérées ; un vide très prononcé se fait sentir à l'estomac, et l'appétit devient des plus vifs. Toutefois, si cette dose est maintenue pendant quelques semaines, les phénomènes morbides ne tardent pas à apparaître, comme nous le verrons plus loin.

Les urines n'augmentent que faiblement eu égard à la grande quantité d'eau absorbée. Leur composition, cependant, est notablement modifiée, surtout en ce qui concerne l'*acide urique*.

Le tableau suivant donne ces modifications.

POIDS MOYENS	Quantité de l'Urine	Urée	Acide Urique	Chlorure sodique	Sulfate alcalin	Phosphates	Résidu fixe
Jours ordinaires. . .	1388	30.6	0.60	10.3	3.50	2.16	55.6
Jours d'expérience.	1876	3670	1.92	14.15	6.2	1.90	72.2

Le système vasculaire paraît légèrement intéressé; le pouls reste régulier, mais accéléré. Quelques congestions passagères vers la poitrine et la tête se produisent, ainsi qu'une excitation générale qui persiste assez longtemps.

En continuant de prendre les Eaux à haute dose, pendant plusieurs semaines, les symptômes qu'elles ont provoqués augmentent d'intensité et amènent un sentiment de lassitude très prononcé, de l'abattement, une courbature de tous les membres et même de l'épuisement. Les effets sur le tube intestinal, de laxatifs qu'ils étaient, deviennent purgatifs ; enfin on obtient les mêmes symptômes morbifiques que dans le cas de *sursaturation*, avec cette différence, toutefois, que la surexcitation intestinale est prédominante. Parmi ces symptômes, nous signalerons surtout l'état fortement saburral de la langue, l'anorexie, un dégoût très prononcé, de la flatulence, des douleurs abdominales avec phénomènes de constipation et de diarrhée, dans laquelle on retrouve des aliments non digérés, enveloppés de mucosités blanchâtres ayant souvent l'aspect rubané.

Si, avant l'apparition de ces symptômes, l'usage des Eaux est discontinué, l'on ne tarde pas à recouvrer la plénitude de ses forces et de l'énergie vitale ; l'harmonie de toutes les fonctions de l'organisme se rétablit d'une manière complète.

Tels sont les effets physiologiques sensibles que nous avons observés à la suite de l'usage de nos Eaux minérales. Ils ne se manifestent pas chez tous les buveurs aussi nets et aussi complets que nous venons de les décrire, attendu que différentes causes, telles que les influences extérieures, le tempérament individuel de la personne, peuvent en modifier les phénomènes. Mais, de même que dans nos observations ultérieures nous pourrons ne pas rencontrer tous ces symptômes réunis, de même aussi nous pourrons en ajouter d'autres, puisque notre travail n'est qu'un premier jalon planté sur cette voie féconde de l'expérimentation.

Nous aurons plus tard, pour compléter cette étude, à faire part des modifications physiologiques que nos Eaux minérales déterminent dans le sang, dans les tissus et sur les principaux organes et systèmes, pour en déduire ensuite les *indications et contre-indications*.

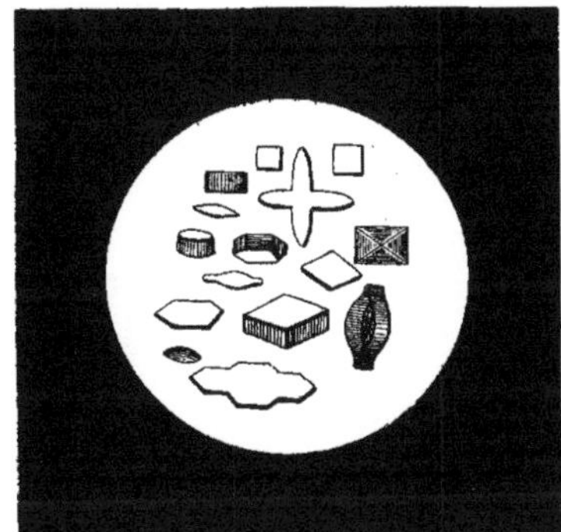

Fig. 9. — Cristaux d'acide urique irréguliers à base rectangle et losange.

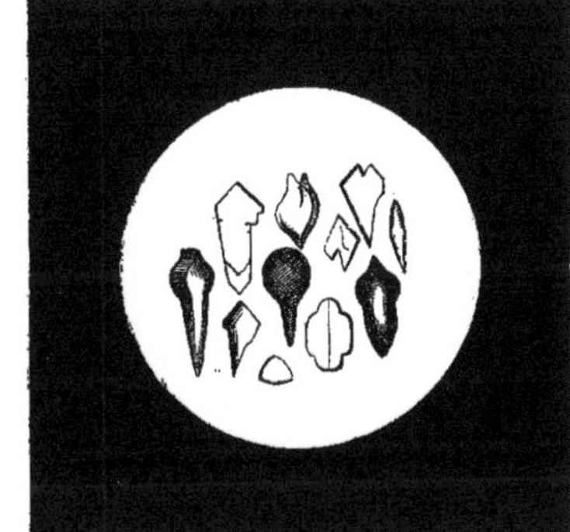

Fig. 10. — Cristaux d'acide urique irréguliers se rapprochant de la forme précédente.

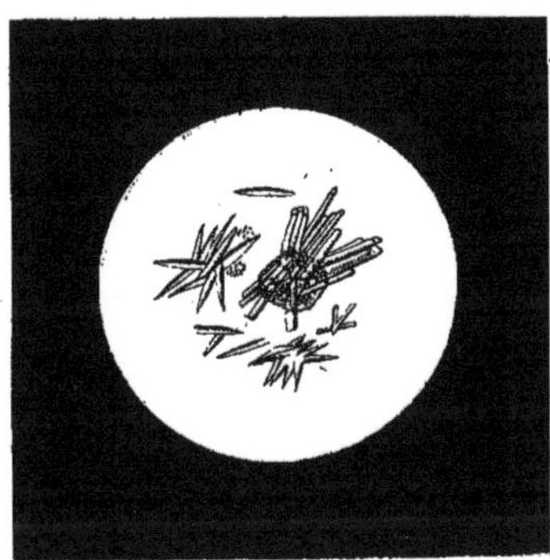

Fig. 11.—Cristaux d'acide urique en aiguilles fines disposées en faisceaux.

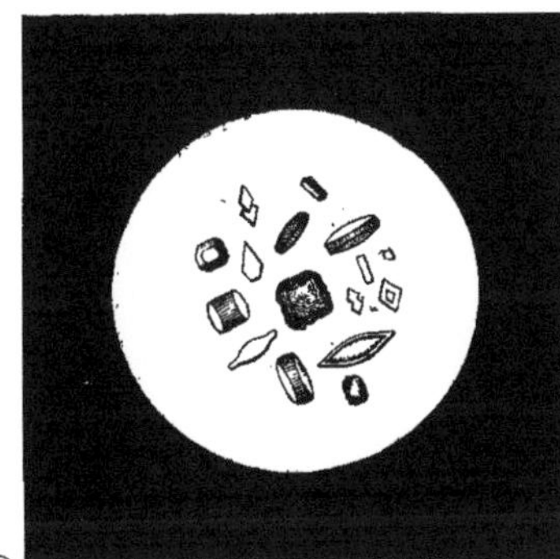

Fig. 12. —Cristaux d'acide urique : losanges, prismes et boules irrégulières.

RÉFLEXIONS ET CONCLUSIONS

Les recherches que nous venons de communiquer nous ont conduit à des résultats assez variés pour qu'il soit utile d'en résumer brièvement les faits essentiels.

Plusieurs d'entre eux offrent une concordance si remarquable et si constante que nous pouvons les considérer comme l'expression de la vérité et en déduire certaines règles pour la pratique.

Nous partons de cet axiome que: *dans toute cure par l'Eau minérale prise soit intérieurement, soit sous forme de bains, il s'agit de produire des changements quelconques dans l'économie; que nous désirions en faire disparaître certaines parties surabondantes ou y introduire tel ou tel élément, nous cherchons dans tous les cas à modifier les proportions constitutives de l'organisme.*

Quel que soit le genre d'affection qu'il ait à traiter, le médecin doit choisir son remède d'après la marche du développement de la maladie; le succès de son traitement dépendra de sa connaissance pathogénique aussi bien que de sa juste appréciation de la manière dont ses moyens curatifs agissent.

En ce qui concerne le traitement externe, c'est-à-dire les bains à 32°, il est hors de doute que le bain d'Eau minérale exerce son principal effet *par l'intermédiaire du système nerveux*. L'excitation produite par le bain sur les nerfs de la peau se manifeste le plus souvent par une diminution dans l'action du cœur et par de la diurèse.

Tous les autres effets généraux peuvent facilement être ramenés à cette action primaire.

Or, il est vraisemblable que cette excitation journalière, exercée pendant quelque temps, d'une manière continue, produit *un effet durable sur le système nerveux;* qu'en d'autres termes, l'effet final du bain repose, du moins en partie, sur une *modification directe de l'état du système nerveux.*

Mais par quel procédé s'opère cette modification?

Est-ce par l'absorption des principes minéralisateurs, comme on l'admettait encore il y a quelques années, ou par le fait de phénomènes électriques? « *Sur ce point,* dit notre savant confrère Durand-Fardel (1), *nous nous trouvons livrés à un véritable empirisme. Si la pénétration directe des principes minéralisateurs ne peut nous rendre compte de l'action à la fois altérante, reconstituante et résolutive des bains ; si le fait de l'excitation de l'activité périphérique est impuissante à définir la spécialité d'action déterminée des divers bains minéralisés ou médicamenteux, il faut reconnaître que la théorie thérapeutique de la balnéation thermale nous échappe.* »

Et plus loin: « *Il est donc nécessaire de suspendre toute explication à propos de l'action particulière du bain thermal. Mais il faut bien penser que l'ignorance qui couvre ce sujet ne saurait altérer en rien les résultats cliniques que l'observation a recueillis. La thérapeutique balnéaire des Eaux minérales nous offre des ressources bien connues et dont heureusement nous pouvons tirer parti en dehors de toute interprétation théorique et en dépit de l'obscurité qui l'enveloppe.* »

Quant à l'*action interne* de nos Eaux minérales, elle est beaucoup plus complexe et varie, comme nous l'avons vu, suivant la dose absorbée. Nous résumerons ces différents modes suivant que l'Eau est prise à *petite dose*, à *moyenne dose* ou à *haute dose.*

Lorsqu'on se propose d'agir sur la digestion, de stimuler l'appétit, d'élever peu à peu l'activité fonctionnelle de l'estomac, afin d'améliorer la nutrition et de fortifier l'organisme chez une personne débilitée, nous conseillons la petite dose, c'est-à-dire 250 à 500 grammes, prise par gorgées le matin, à jeûn, dans l'espace d'une à deux heures. Les effets devront être secondés par un exercice très modéré et un régime alimentaire à la fois léger et fortifiant.

S'agit-il de faire parvenir une quantité plus considérable d'Eau minérale dans le sang afin d'y provoquer des modifications matérielles et d'influencer la nutrition, la résorption, les

1. *Traité des eaux minérales,* 3e édition, p. 28.

sécrétions et les excrétions, on administre l'Eau à la *dose moyenne*, 500 à 1.000 grammes. Cette méthode curative est la plus usuelle et la mieux appropriée à nos Eaux minérales. On la modifiera suivant que l'on se proposera de stimuler davantage telle ou telle sécrétion, tant sous le rapport du mode d'après lequel l'Eau est administrée que sous celui des moyens accessoires auxquels on a recours.

Dans le but de favoriser la sécrétion de l'urine et les éléments tant organiques que minéraux qu'elle contient, l'Eau doit être prise le matin, à jeûn, à de courts intervalles. Un exercice modéré doit être également observé afin d'éviter la transpiration qui nuirait à l'action éliminatrice de la diurèse.

Si à ce traitement interne vous joignez l'usage journalier du bain, l'excitation que celui-ci produira sur la peau augmentera la sécrétion rénale, et l'organisme sera ainsi forcé, sous cette double action, de subir dans un temps déterminé une plus grande élimination de produits morbides sans perte de forces.

Dans certains cas de constipation opiniâtre où l'intestin a besoin d'être stimulé, lorsqu'on recherche, en un mot, l'*effet laxatif*, la dose moyenne souvent ne suffira pas, il faudra alors recourir à la *forte dose*, soit 1.000 à 1.500 grammes, et avoir soin de faire boire l'Eau minérale un peu rapidement ver la fin.

L'on n'arrivera pas toujours d'emblée à l'effet voulu, même avec cette dernière quantité ; quelquefois le résultat ira à l'encontre du but cherché et la constipation deviendra plus accentuée, mais cet effet ne sera pas de longue durée, car, au bout de trois ou quatre jours, l'action sur la muqueuse intestinale se manifestera pour persister sans le secours d'aucun autre agent médicamenteux.

Quant à l'action réellement purgative, nos Eaux ne la produisent habituellement qu'à doses très élevées, 1.500, 2.000 grammes et plus. A proprement parler, elles ne peuvent être considérées comme purgatives ; mais est-il réellement besoin d'un tel effet pour faciliter l'assimilation organique ?

On attache généralement une grande importance à cette action purgative, pensant que c'est d'elle surtout que dépend le succès de la cure. Nous concédons volontiers que la soi-disant dérivation sur le canal digestif, pour être salutaire, doit être, dans certains cas, énergique ; mais nous pensons que les affections tributaires de nos Eaux minérales, celles qui ont rapport surtout aux altérations du tube digestif (dyspepsie, ectasie gastrique), réclament un effet souvent beaucoup plus lent, et que l'action laxative doit surtout être recherchée.

Cependant, s'il s'agit de favoriser la sécrétion biliaire, l'absorption d'une grande quantité de liquide deviendra nécessaire, et les hautes doses, 1.500 grammes et plus, deviendront indispensables.

Quant au grand nombre de constipations chroniques guéries par nos Eaux minérales, nous acquérons chaque jour davantage la conviction que certains de ces cas proviennent plus d'un dérangement dans les fonctions des nerfs et des muscles que de perturbation dans la sécrétion de la membrane muqueuse intestinale. — Ainsi donc, lorsqu'on veut obtenir une amélioration durable et dont les effets se feront sentir longtemps après le traitement, on doit faire usage de l'Eau à dose moyenne, 500 à 1.000 grammes, et ne jamais aller jusqu'aux doses élevées sans l'assentiment du médecin traitant. Avec la forte dose, il est vrai, le malade atteint, durant l'usage de l'Eau, le but qu'il a en vue, mais il s'expose à voir reparaître, quelques jours après son retour dans sa famille, les symptômes morbides, avec plus d'acuité qu'auparavant et accompagnés d'une surexcitation générale qui lui donne une fausse appréciation de la médication à laquelle il a été soumis.

Ces considérations nous portent à déconseiller un usage trop violent de nos Eaux minérales et à attirer bien plus l'attention sur leurs effets salutaires invisibles que sur ceux si généralement vantés parce qu'ils sont prompts à se produire.

En dehors des importantes modifications que nous venons de signaler (effet stimulant, laxatif, purgatif, diurétique). nous avons démontré par nos analyses que l'usage de l'Eau combiné avec les bains produisait une augmentation de l'acide phosphorique dans l'économie. Or, d'après ce que nous savons des effets physiologiques des phosphates, il est hors de doute que cela ne peut que favoriser le procédé d'assimilation organique, et que les affections appelées générales, telles que *anémie*, *chlorose*, etc., retireront un bénéfice réel de cette rétention d'acide phosphorique et de phosphates dans l'économie.

En ce qui concerne l'époque de la journée où l'Eau minérale doit être prise, il faut choisir de préférence les heures du matin de 6 à 9 heures, et prendre en même temps un exercice convenable en plein air.

Il est cependant à remarquer que, pour certaines personnes faibles, même une courte promenade à jeûn peut être fatigante. Or, comme la plupart du temps cette fatigue nuit aux résultats de la cure, on peut, en cas de faiblesse ou de dérangement d'estomac, permettre, au préalable, une légère tasse de thé coupé avec du lait. Dans d'autres cas, on peut éviter tout exercice corporel prolongé et prendre l'Eau au repos, en plein air ou même, selon les circonstances, à la maison.

Lorsque les bains, douches, etc., sont ordonnés concurremment avec l'usage interne, le traitement *digestif*, *purgatif* et *laxatif* doit précéder les bains d'une heure ou deux ; si l'on désire employer l'Eau comme *agent dissolvant*, c'est-à-dire de façon à influencer toutes les sécrétions en général, les deux traitements, interne et externe, peuvent être administrés simultanément, en sorte que l'Eau peut être bue immédiatement avant ou après le bain.

Si l'Eau doit être prise deux fois par jour, on la boit la seconde fois de 3 à 5 heures de l'après-midi, le plus souvent à petites doses, afin de ne pas troubler la digestion et éviter l'agitation pendant la nuit.

En général, une absorption trop considérable de liquide, que l'on pourrait appeler une inondation artificielle de l'estomac, loin de contribuer à faire atteindre le but, ne peut avoir pour résultat que de le faire manquer.

Les conséquences pratiques qui découlent de nos investigations sur l'usage exclusif de l'Eau minérale de Pougues Saint-Léger sont si variées suivant l'individualité de chaque cas, qu'on ne peut en déduire une règle absolue. Mais dans les expériences que nous avons faites sur *l'usage combiné de la source et du bain*, les résultats de nos recherches peuvent être pris en considération.

Nous ne nous dissimulons pas que nos observations ont besoin d'être contrôlées par l'examen des faits dans des cas pathologiques ; mais pour que la thérapeutique des Eaux arrive à être rationnelle et que la coutume ordinaire de procéder au hasard soit enfin abandonnée, nous devons nous habituer à fonder nos préceptes sur des données physiologiques. Quelque difficile qu'il puisse être au commencement de s'initier à ces rapports d'ordre physiologique, il forment cependant la base de tout traitement rationnel de la part du médecin des Eaux.

C'est pourquoi nous espérons que nos observations seront reçues avec indulgence, et notre but sera atteint si, en montrant certains effets pratiques, nous avons réussi à attirer l'attention de nos lecteurs. Ce sera pour nous un encouragement à poursuivre avec la même ardeur les travaux que nous avons entrepris dans un but purement scientifique.

CHAPITRE III

PARTIE MÉDICALE

Maladies tributaires des Eaux de Pougues Saint-Léger étudiées au point de vue des déchets organiques : Urine, sang, ferments, etc.

Dans ce chapitre, que nous consacrons aux diverses affections que nous sommes le plus souvent appelés à traiter, nous n'envisagerons qu'un côté de la symptomatologie de ces maladies, le plus tangible selon nous, celui qui a trait à l'étude des déchets organiques éliminés dans le cours du traitement hydrominéral. Certes nous ne contestons pas que les symptômes purement cliniques ont leur valeur; mais là ne réside pas le but de ce travail qui est surtout d'ordre analytique.

Nous pourrions résumer le cadre des maladies tributaires des Eaux de Pougues Saint-Léger en disant que ces eaux s'adressent surtout aux affections dépendant d'un trouble quelconque de la nutrition ; c'est en effet à un désordre fonctionnel de la digestion avec troubles sécrétoires du foie, du rein, en un mot à tous les organes situés au-dessous du diaphragme que s'adresse tout particulièrement la thérapeutique des eaux minérales de Pougues Saint-Léger. Pour s'en convaincre on n'a qu'à jeter les yeux sur les dessins que nous annexons à ce travail, et qui résument bien la nomenclature des indications de ce traitement.

En première ligne il faut placer ce que l'on est convenu d'appeler les *Dyspepsies* (δυς et πεπτειν, digérer difficilement). Avec les données de la science actuelle, on ne peut plus se contenter d'un mot aussi vague, et il faut préciser le genre, la nature de la dyspepsie même. D'après des travaux récents, on distingue deux états particuliers de cette maladie ; la dyspepsie *hyperacide* ou par excès, et la dyspepsie *hypoacide* ou par manque d'acide. C'est à la seconde de ces formes que s'adresse de préférence le traitement de Pougues Saint-Léger. En effet, nous avons vu dans le premier chapitre, qui traite de l'analyse chimique, que cette eau est éminemment acidule, que son acidité est due à l'acide carbonique libre qui entre pour 195 p. 0/0 dans sa composition ; si, de plus, on envisage les sels, en partie formés par des bicarbonates dont le dédoublement fournit encore à la digestion des matériaux acides, on comprendra pourquoi le dyspeptique hypoacide doit recourir à cette médication de préférence à toute autre. Du reste, en pareille matière, il est bon, avant de fixer son choix, que le praticien se rende compte par un lavage préalable de l'estomac de la nature de la sécrétion gastrique; il existe aujourd'hui des réactifs très précis pour ce genre d'investigation, et, suivant le degré d'acidité reconnu, on fera un choix entre les *eaux acidules bicarbonatées*, comme Pougues Saint-Léger, ou *alcalines bicarbonatées*, comme Vichy, Vals.

A côté de ces formes particulières de dyspepsie, il faut placer, comme tributaires des Eaux de Pougues, la gastralgie dont la douleur, liée ou non à une altération de la muqueuse, cède facilement sous l'action anesthésiante du produit gazeux en si grande abondance au sein du liquide.

La dilatation d'estomac, la gastrite alcoolique, l'atonie stomacale par suite d'altération du plexus solaire, trouvent également dans ces eaux un modificateur puissant de la fonction troublée.

Nos dessins classés 13, 14 et 20 représentent des types de résidus urinaires que l'on observe le plus souvent dans les divers genres de dyspepsies, stomacales ou intestinales, dont les uns affectent les formes primitives de l'arthritisme ou de l'herpétisme, les autres le caractère secondaire d'une névrose ou d'une altération d'un organe voisin : foie, rein, etc. Tous ces déchets organique se ressemblent et ressortent d'une mauvaise oxydation, c'est-à-dire d'une assimilation vicieuse ; aussi trouve-t-on en abondance, chez ces malades, comme produit de désassimilation le corps le moins oxydé : l'acide urique et ses urates avec toutes les variétés cristalloïdes qu'il comporte. Sous le microscope, il a la forme tantôt rhomboïdale avec angles obtus, tantôt il se montre en aiguilles fixes et enchevêtrées les unes dans les

Fig. 13. — *Acide urique* retiré de l'urine d'un malade atteint de *dyspepsie d'origine arthritique.*

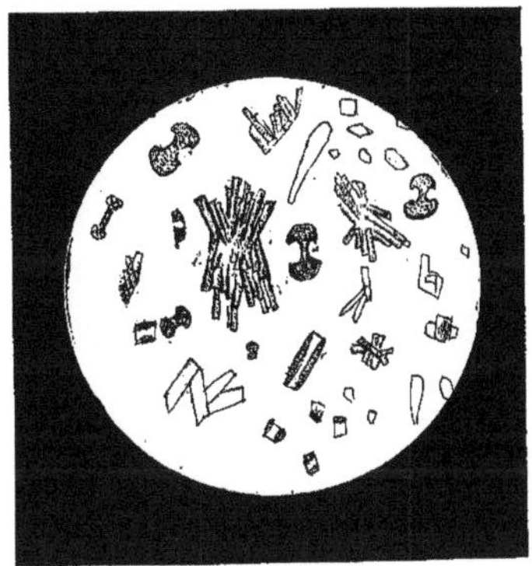

a. Cristaux de forme rhomboïdale avec angle obtus.
b. Aiguilles arrondies à la pointe enchevêtrées les unes dans les autres.

Fig. 14.— *Urates de soude et acide urique* provenant d'un dyspeptique neurasthénique.

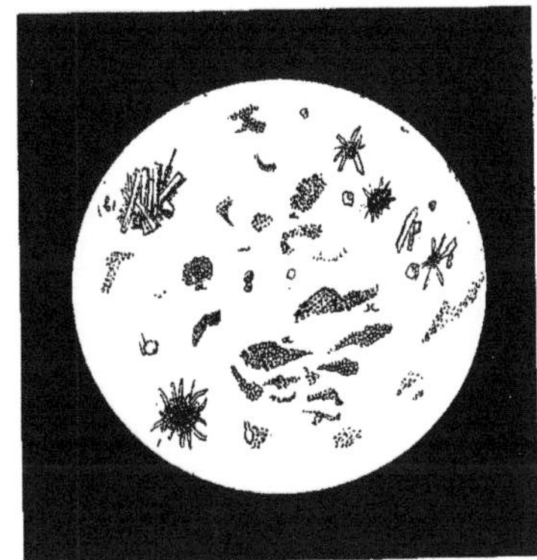

a. Granules moléculaires d'urate de soude ayant l'apparence de la mousse.
b. Gros cristaux d'acide urique.

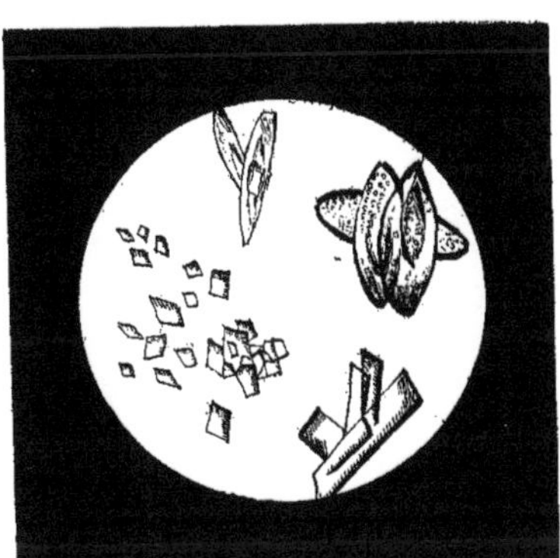

Fig. 15. — Acide urique jaune laque déposé de l'urine d'un *graveleux ayant des accès de coliques néphrétiques.*

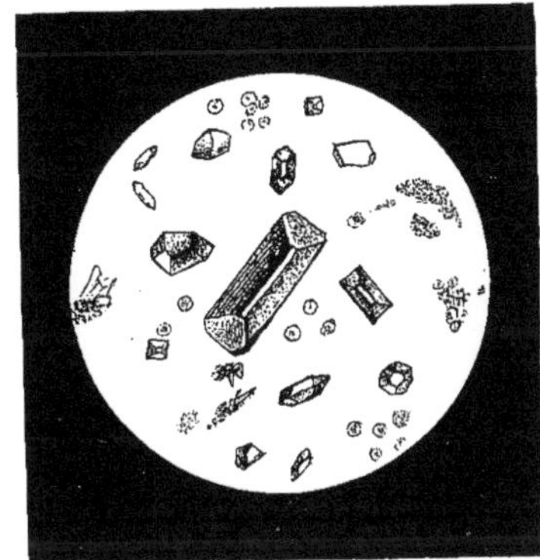

Fig. 16. — Cristaux et phosphates et corpuscules muqueux, d'une urine trouble éliminée par un malade atteint de *catarrhe* vésical.

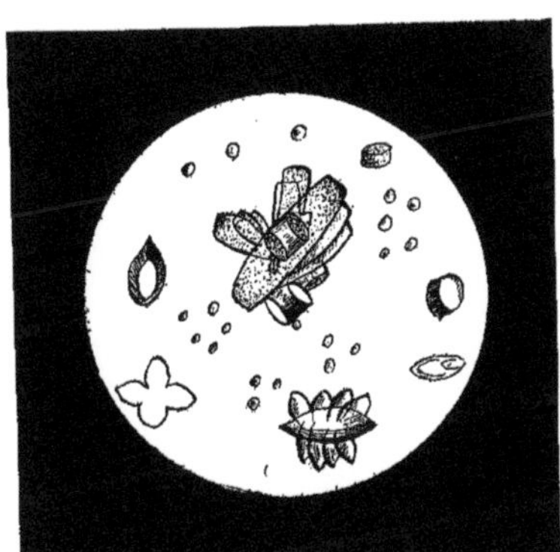

Fig. 17. — *Cristaux d'urate* provenant de l'urine d'un homme atteint *d'affection calculeuse avec hématurie.*

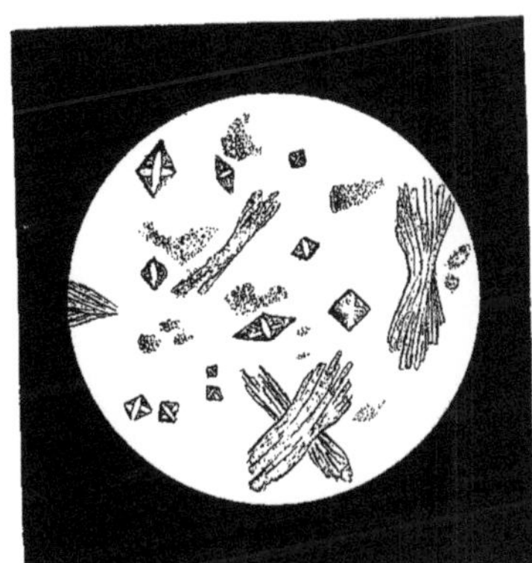

Fig. 18. — *Acide urique, urate de soude, oxalate de chaux* provenant de l'urine d'une femme *rhumatisante.*

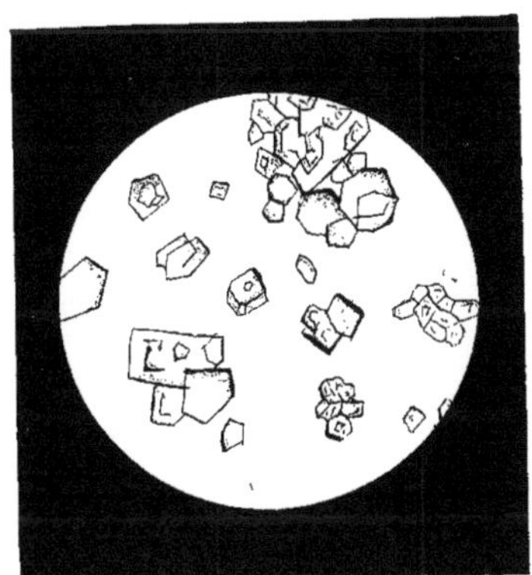

Fig. 19. — Azotate d'urée précipité par l'acide azotique d'une urine de diabétique.

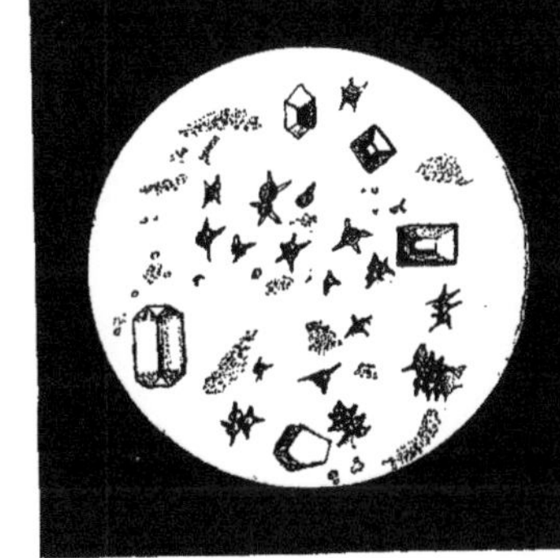

Fig. 20. — *Cristaux d'urates d'ammoniaque : triples phosphates* provenant de l'urine d'un *dyspeptique diabétique*.

autres, souvent lorsque l'urine dépose spontanément il se présente en plaques ovalaires plus ou moins teintées. Quant aux urates que rejettent en grande proportion certains dyspeptiques arthritiques, c'est surtout à l'état d'urate de soude finement granulé,ayant l'apparence de la mousse,qu'on les rencontre (*fig.* 14).

Après les dyspepsies nous placerons comme modifiés avantageusement par le traitement de la source Saint-Léger,le diabète, la gravelle calculeuse ou non, la phosphaturie, l'azoturie, l'albuminurie chronique,les maladies générales comme l'anémie,l'hydrémie, la chlorose et enfin,chez la femme,la leucorrhée, la métrite où les gaz acide carbonique et oxygène en injections ou irrigations jouent le rôle d'antiseptiques utérins.

Reprenant cette énumération dans nos dessins, nous monrons (*fig.* 15) le sédiment urinaire d'une gravelle urique donnant lieu à de fréquentes attaques de coliques néphrétiques. La teinte jaune laque des cristaux n'est pas constante et manque souvent. A la figure 16,nous avons surtout des triples phosphates et des corpuscules muqueux, provenant d'une urine trouble à réaction alcaline et fraîchement éliminée par une personne atteinte de catarrhe vésical. Les cristaux de phosphates ammoniaco-magnésiens offrent des formes différentes, mais on peut toujours les reconnaître sans analyse cristallographique ou chimique. Les corpuscules muqueux sont assez petits, fortement contractés et granulés ; la plupart sont réunis par leurs bords de manière à former de larges groupes.

L'examen de la figure 17 montre des cristaux provenant de débris de calculs uriques chez un homme atteint d'affection calculeuse entraînant l'hématurie. Les cristaux sont teintés en jaune rouge par l'hématine du sang et offrent la forme de tables rhomboïdales et autres, disposés en groupes et en amas plus ou moins volumineux.

Figure 18. L'acide urique et l'urate de soude sont mélangés de cristaux d'oxalate de chaux. L'acide urique est constitué par des cristaux larges, épais et réunis par la base,formant des faisceaux allongés, minces, en forme de pierre à aiguiser et, le plus souvent, incolores. Les cristaux d'urate de soude apparaissent toujours dans l'urine sous cette forme arrondie et anguleuse, tantôt réunis, tantôt isolés, d'aspect un peu foncé. L'oxalate de chaux est représenté par les cristaux brillants en forme d'enveloppes de lettres.

L'azotate d'urée, dont la *figure* 19 donne la forme cristallisée, a été obtenu en précipitant l'urée par l'acide azotique dans une urine diabétique azoturique titrant 45,4 d'urée par litre.

Nous avons déjà dit plus haut que la figure 20 donnait le sédiment urinaire d'un gastralgique, avec cette particularité que les troubles de digestion étaient dus à un tabes en voie d'évolution. Là, les cristaux d'urates d'ammoniaque et de triples phosphates proviennent d'une urine entrée en fermentation alcaline et déjà décomposée. Le triple phosphate offre la forme, que nous avons déjà vue, de parallélépipèdes. L'urate d'ammoniaque se sépare sous forme de fines molécules sur les bords desquels se développent, peu à peu, de petits corps globuleux de couleur foncée, réfractant fortement la lumière, et qui se recouvrent, plus tard, de fines aiguilles de différentes longueurs, à la façon d'une pomme épineuse.

Ayant épuisé la cristallographie des divers composés salins (acide urique, urates, phosphates, oxalates etc.) que nous rencontrons le plus fréquemment dans les urines de malades soumis au traitement de l'eau de Pougues Saint-Léger, nous terminerons cet exposé analytique par l'examen au microscope des autres produits organiques de sédiments urinaires.

Les figures classées de 13 *bis* à 20 *bis* représentent des produits étudiées sous le champs du microscope.

La *figure* 13 *bis* représente des cylindres épithéliaux et cellules épithéliales retirés de l'urine d'une femme albuminurique. Les tubes cylindriques (*a*) montrent le revêtement épithélial des tubes de Bellini, dont les cellules arrondies et munies d'un noyau sont rendues parfaitement visibles par la présence dans leur intérieur d'une masse moléculaire finement granuleuse. Les cellules épithéliales libres, souvent bipolaires, en forme de massue ou de fuseaux munis d'une queue et d'un noyau, proviennent des uretères, des calices et des bassinets.

(*Fig.* 14 *bis*). Tubulis urinaires avec leucocytes et cellules épithéliales, provenant de l'urine d'un homme atteint de cystite chronique d'origine bacillaire probable. Ces cellules urinaires sont assez transparentes et homogènes pour n'être distinguées que très difficilement du liquide ambiant. Elles paraissent plus accentuées dans la figure parce qu'elles se trouvaient recouvertes de petits granules d'urate de soude ; leurs extrémités sont un peu renflées. On voit également des cellules arrondies, allongées ou polygonales avec noyau très net provenant de l'épithélium pavimen-

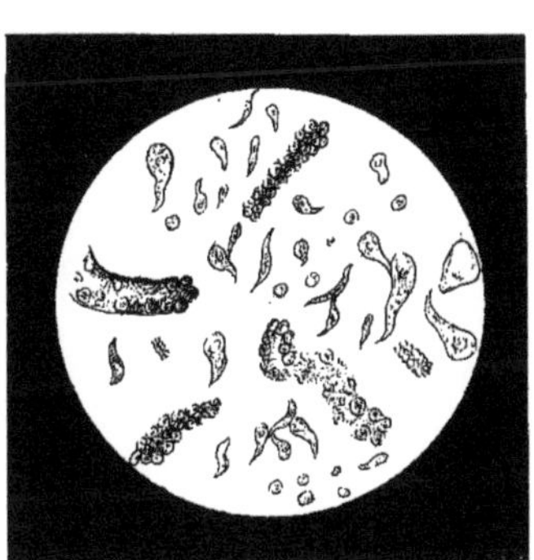

Fig. 13 bis. — Clindres épithéliaux et cellules épithéliales, extraits de l'urine d'un *albuminurique.*

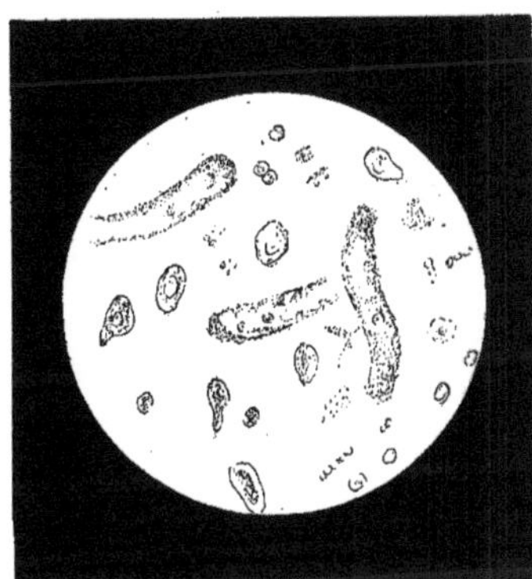

Fig. 14 bis. — Tubuli urinaires avec leucocytes et cellules épithéliales provenant d'un homme atteint de *cystite chronique d'origine bacillaire probable.*

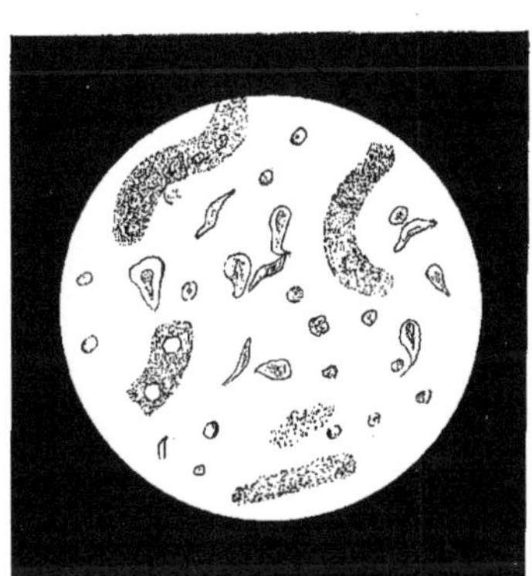

Fig. 15 *bis.* — *Corps cylindriques, granules fibrineuses des tubes de Bellini* avec corpuscules purulents, cellules épithéliales et globules sanguins d'un homme atteint de *néphrite parenchymateuse.*

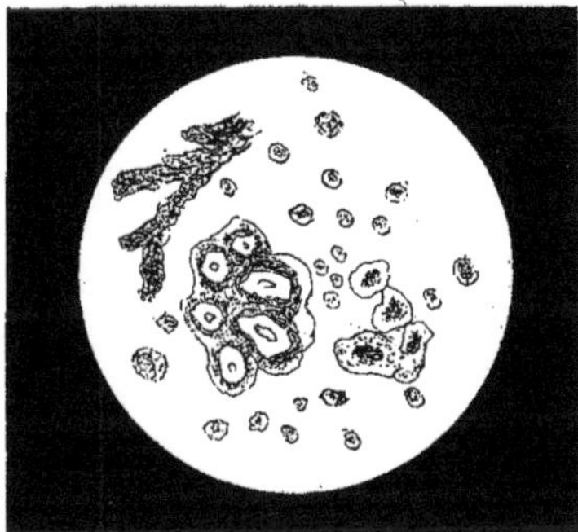

Fig. 16 *bis.* — *Produits organisés* trouvés dans l'urine purulente d'un malade très cachectisée par suite de *néoplasme vésical probable.*

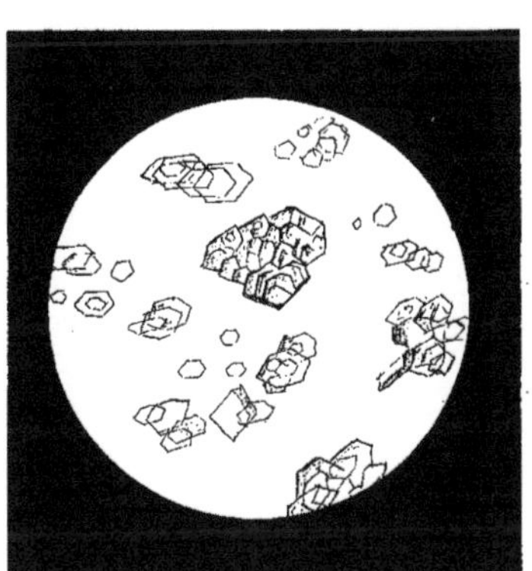

Fig. 17 *bis.* — *Cystine* extraite d'un *calcul vésical.*

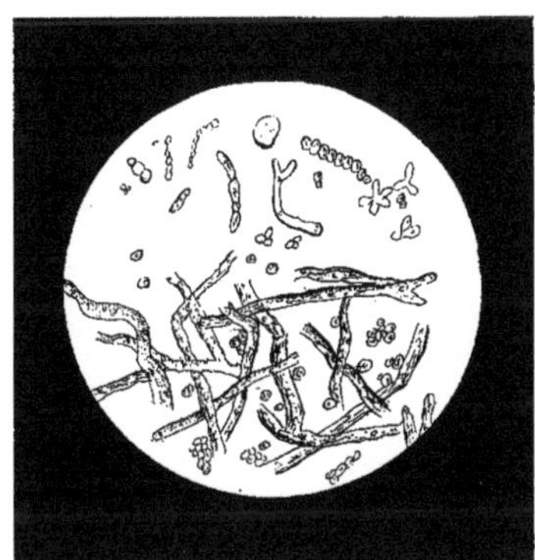

Fig. 18 *bis.* — *Ferment urinaire.*

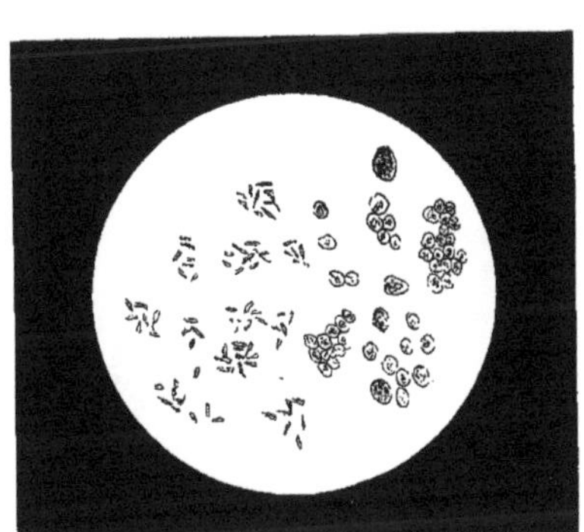

Fig. 19 bis. — Leucocytes et vibrions urinaires.

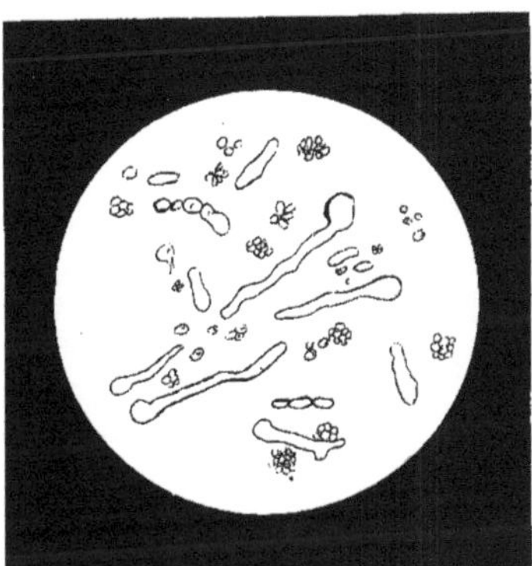

Fig. 20 bis. — Ferment d'urine sucrée.

teux de la vessie. Çà et là, quelques leucocytes contenant de nombreuses granulations.

(*Fig.* 15 *bis*). Sédiment urinaire, composé de cylindres fibrineux des tubes de Bellini avec corpuscules purulents, cellules épithéliales et globules sanguins d'un homme atteint de néphrite parenchymateuse. Les cylindres fibrineux, granulés, formés d'une masse moléculaire, sont des exsudats des tubes de Bellini dont ils représentent le moule. Quelques-uns renferment des corpuscules purulents et sanguins; ces derniers, vésiculeux et gonflés, avec dépression centrale.

(*Fig.* 16 *bis*). Il nous a été permis, à différentes fois, de constater des produits organisés ; ils provenaient de l'urine purulente de malades très cachectisés, ce qui nous a fait penser à des néoplasmes.

Ces produits avaient la forme de petits agrégats (A) de cellules à parois épaisses, fusiformes et munies de nombreuses ramifications. Une autre fois, l'examen montrait un stroma fibreux amorphe (B) contenant de nombreux noyaux ovales et dont l'enveloppe est formée de plusieurs couches de cellules épithéliales.

(*Fig.* 17 *bis*). *Cystine* retirée d'un calcul vésical. Pour l'obtenir en cristaux de forme hexagonale, il faut le faire cristalliser dans l'ammoniaque.

(*Fig.* 18 *bis*). *Ferments urinaires.* — Ils ont la forme de cellules sphériques ou ellipsoïdales d'une transparence parfaite ; tantôt solées, tantôt placées bout à bout en nombre variable. C'est dans la couche blanche qui se forme à la surface des urines restant acides plusieurs jours, que l'on trouve ces ferments. Le développement de ces cellules cesse dès que l'urine se putréfie ou devient ammoniacale.

(*Fig.* 19 *bis*). *Leucocytes et vibrions.* — La moitié de la figure montre des leucocytes normaux sous formes de vésicules rondes, pâles, à granulations peu distinctes et de grosseurs un peu différentes ; quelques-uns de ces vésicules possèdent un noyau simple, rond et excentrique, parfois segmenté. D'autres ont les contours effacés. Lorsqu'une urine ne s'éclaircit pas par le repos, on peut soupçonner la présence de vibrions. Ceux-ci sont tantôt de simples points ou de simples articles animés de mouvements assez rapides, quelquefois soudés les uns aux autres ; ils ont la forme de spirale. Plus ils sont compliqués moins ils se meuvent. Ce sont surtout les urines contenant du pus provenant de l'urèthre qui en renferment le plus souvent. On ne sait encore si on doit les ranger parmi les algues et champignons ou les classer parmi les animaux.

(*Fig.* 20 *bis*). *Ferment d'urine sucré.* — Il est fréquent, à cause du grand nombre de Diabétiques que nous voyons à Pougues, de constater la présence de ces ferments. Ils ont la forme de masses ovoïdes ou de cellules plus ou moins allongées, renflées à leur extrémité. Ils se multiplient avec une grande rapidité dans l'urine sucrée, ils décomposent le sucre pour le faire passer à l'état d'alcool et d'acide carbonique. Au moment de la miction, la proportion est toujours très faible; mais, peu d'heures après, surtout pendant l'été, la proportion est énorme. On peut confondre ces cellules avec les leucocytes ou les globules du sang; mais on les distingue de ceux-ci en ce qu'elles sont plus petites, brillantes, sans dépression centrale ni noyau.

Indications et contre-indications.

Il est facile par l'énumération que nous venons de faire des produits morbides rejetés pendant la cure hydrominérale de tirer les indications et contre-indications des Eaux de Pougues Saint-Léger.

En première ligne des maladies tributaires de ces Eaux, il faut placer toutes les affections chroniques du tube digestif quel qu'en soit le siège, estomac ou intestins. Parmi les affections aiguës de l'estomac l'ulcère simple seul a des chances de guérison.

Nous avons dit précédemment que tous les organes situés au-dessous du diaphragme participaient au bénéfice de la cure de Pougues. Nous enregistrons dans cette catégorie les altérations du tube intestinal et surtout l'entérite chronique, les vices sécrétoires du foie, du rein, les irritations de la vessie et, chez la femme, les engorgements utérins, métrite, leucorrhée ; dans un autre ordre, les maladies générales par appauvrissement du sang, anémie, chlorose, etc.

Pour résumer par des noms les *indications* nous dirons que l'Eau de la source Saint-Léger convient dans les *Dyspepsies surtout hypoacides, la gastralgie, l'entérite, la gastro-entérite, l'hépatie chronique primitive ou secondaire, la cystite, la lithiase biliaire, le diabète, la lithiase rénale, l'albuminurie, la pyélite, la métrite et toutes les maladies par ralentissement de la nutrition ou par appauvrissement du sang* : *Anémie, chlorose, leucémie, etc.*

Les *contre-indications* se rapportent surtout aux maladies atteignant les organes de la circulation et de la respiration, c'est-à-dire celles qui siègent au-dessus du diaphragme. *Les affections organiques du cœur, l'angine de poitrine, la tuberculose* sont autant de facteurs qui interdisent le traitement de Pougues Saint-Léger. Il en est de même des *néoplasies* en général auxquelles le traitement pourrait servir de coup de fouet hâtant la terminaison fatale.

CHAPITRE IV

DE L'ENTÉRITE CHRONIQUE

Définition. — Par entérite chronique on entend l'inflammation de la muqueuse intestinale, quel que soit son siège et quelle que soit sa forme; encore ne faut-il pas la confondre avec son symptôme principal, la *diarrhée*, dont l'indication thérapeutique, dans certains cas, est tout à fait différente (1). La confusion est fréquente entre ces deux états morbides, et trop souvent on se laisse aller à prononcer le mot d'entérite aiguë ou chronique, alors qu'il s'agit d'une simple diarrhée, trouble non phlegmasique.

Les flux diarrhéiques, nous dit le professeur Dieulafoy, sont souvent associés à l'inflammation intestinale, ils constituent un symptôme important; mais, dans d'autres cas, ils n'ont rien à voir avec l'entérite, ils ont une autre origine. A cette dernière catégorie appartiennent les *diarrhées sudorales*, par suppression brusque des sueurs; les *diarrhées nerveuses*, suite d'émotions morales; *diarrhées par irritation*, causées par ingestion de certains aliments, de certaines boissons. Il ne s'agira donc pas, dans l'application du traitement que nous avons à faire connaître, de ces flux intestinaux qui sont de simples troubles sécrétoires, mais de l'entérite pure considérée dans son ensemble avec le phénomène diarrhée comme symptôme.

Etiologie et Pathogénie. — L'étude des causes d'une maladie est une des parties les plus intéressantes de son histoire, mais il faut bien en convenir, avec la majorité des pathologistes, c'est une des plus obscures et, ordinairement, des moins connues. Son

1. Trousseau. Clinique de l'Hôtel-Dieu. *De la diarrhée.*

importance, cependant, est capitale au point de vue du traitement curatif: *Sublata causa tollitur effectus.*

Aussi avons-nous mis nos efforts à éclairer, d'après les travaux des auteurs qui se sont occupés de ce sujet, et par nos modestes recherches, ce point intéressant de l'entérite chronique.

Toutes les maladies aiguës, qui intéressent anatomiquement la muqueuse intestinale en produisant de la diarrhée, peuvent donner naissance à *l'entérite chronique.* De ce nombre sont: *l'entérite aiguë et la fièvre typhoïde*, le *choléra*, la *dysenterie;* quelques auteurs y ajoutent l'*albuminurie* avec urémie qui déterminerait la phlegmasie intestinale par élimination de l'urée ou du carbonate d'ammoniaque. Mais c'est surtout pendant la convalescence des fièvres graves que l'entérite chronique s'établit, soit que le malade s'écarte de son régime, soit qu'il s'expose à l'humidité ou au froid, ou bien que le traitement ait été mal dirigé ou insuffisant.

Les causes invoquées par M. Lancereaux (1), relativement aux maladies de l'appareil digestif, trouvent leurs applications dans l'entérite chronique. « Dans la majorité de ces cas, dit l'auteur, les lésions sont produites par des agents venus de dehors, toxiques ou miasmatiques, qui, agissant les uns par absorption, les autres par élimination, localisent de préférence leur action sur elle ou telle autre partie; d'autres fois, elles naissent et se développent sous l'influence d'un vice originel ou diathésique. »

C'est à ce dernier genre qu'il faudrait rattacher les entérites chroniques survenant d'emblée sans qu'on puisse en rattacher le développement à une affection aiguë antérieure. Interrogez les malades qui se présenteront dans ces dernières conditions; ils vous raconteront qu'ils ont vu tout à coup survenir une diarrhée peu intense, disparaissant par instants, mais rarement d'une manière complète, et à laquelle ils ont fait d'autant moins attention qu'elle était plus compatible avec leurs travaux, jusqu'à ce que les selles liquides devenant plus fréquentes et s'accompagnant de coliques, ils ont songé à recourir au médecin.

Chez l'adulte, il faut noter comme influence une alimentation trop abondante ou de mauvaise qualité; le passage dans l'intestin de matières non élaborées dans l'estomac; l'exposition au froid humide de certaines parties du corps, des pieds surtout; l'habi-

1. Lancereaux. *Atlas d'anatomie pathologique.*

tation dans des endroits malsains, et, comme cause des plus communes agissant directement sur la muqueuse en produisant promptement l'irritation musculaire locale, l'*abus des alcools*.

Ces causes agissent avec d'autant plus d'efficacité que le sujet présente par sa nature même une résistance d'activité moindre. Si l'on avait toujours soin de régler son alimentation sur la susceptibilité de ses organes digestifs, on éviterait toujours toute inflammation. Mais en est-il ainsi? Chacun sent bien la nécessité de se rafraîchir avec des boissons aqueuses dans cet état pénible qui accompagne une digestion brûlante; mais quand on est à table, on ne songe plus à la prévenir, on ne veut rien retrancher de ses habitudes; même dose de viande, d'épices, de vin, de café, de liqueurs, que lorsque les fonctions digestives s'accomplissent normalement. Cette licence, que ne devraient même pas se permettre les jeunes natures, n'est plus permise au delà d'un certain âge sans crainte d'accidents. Lorsque nous parlerons du traitement de l'entérite chronique, nous énumérerons les substances alimentaires qu'il faut éviter de prendre de peur de provoquer cette phlegmasie intestinale.

L'entérite chronique n'est pas rare chez les gens qui usent d'ordinaire de mets fortement épicés, qui abusent de l'emploi des purgatifs et surtout des mercuriaux.

A côté de ces faits nous pourrions signaler les cas d'entérite se rattachant à la *syphilis* (Meschede, 1867), à la *pellagre*, soit endémique, soit sporadique (Landouzy, 1860), à la *leucocythémie splénique* (Vidal, 1856), au *goitre exophtalmique*, aux *stases sanguines*, aux *vers intestinaux*, au *traumatisme*, etc. Mais la forme qui nous occupera particulièrement, parce qu'elle se présente le plus souvent à nous, est l'*entérite chronique par troubles de nutrition*, celle qui a pour caractère essentiel cette diarrhée chronique si bien étudiée par le professeur Sée dans ses leçons cliniques de la Charité.

L'influence du climat est incontestable. En 1869, le Dr J. Simon a appelé l'attention sur des faits de ce genre, et il a donné une observation (1) des plus remarquables, concernant une diarrhée chronique de vingt ans d'existence, qu'il a guérie avec le sulfate de quinine. Les pays chauds favorisent en effet le développement des affections abdominales et la production de la

1. J. Simon, *Union médicale* (1860).

diarrhée. On peut rattacher à cette variété d'origine cosmique le catarrhe intermittent à périodicité plus ou moins régulière que l'on observe parfois chez les individus qui ont habité des contrées palustres. Dans les contrées froides, bien que cette maladie soit moins commune, l'impression souvent renouvelée du froid et de l'humidité, les brusques variations de température, occasionnent encore un assez grand nombre d'entérites. On en rencontre aussi bien plus souvent dans l'enfance et l'adolescence que chez les adultes et les vieillards, chez l'homme que chez la femme ; cela tient sans doute au genre de vie.

Enfin il faut invoquer en dernier lieu comme causes efficientes : les diathèses, la lésion d'un organe éloigné (néphrite albumineuse, tuberculose, l'altération même de l'intestin devenue irréparable, atrophie de l'appareil glandulaire).

En résumé, toutes les causes capables de donner naissance à la diarrhée peuvent aussi produire l'entérite chronique, si leur action est suffisamment prolongée. Cette diarrhée souvent répétée amène, en effet, un état congestif de la muqueuse qui s'est habituée à une sécrétion exagérée, et alors souvent, la cause primitive disparaissant, la maladie n'en persiste pas moins.

De l'exposé de ces causes multiples, on peut déduire que l'entérite chronique doit se rencontrer fréquemment et avec des caractères plus ou moins tranchés. Quelques observations, que nous donnons à la fin de cette étude, suffiront à établir tout le bénéfice que nous avons retiré *du traitement de l'entérite chronique par les Eaux minérales de Pougues Saint-Léger*.

CHAPITRE IV

Anatomie pathologique

En passant en revue dans ce chapitre les caractères des tuniques de l'intestin dans les cas d'entérite chronique, nous donnerons les opinions des divers auteurs qui ont traité ce sujet.

Les altérations peuvent porter sur la membrane muqueuse et la membrane musculeuse, ainsi que sur le tissu conjonctif qui double ces membranes ; les lésions peuvent être plus ou moins étendues.

Coloration. — La coloration de la muqueuse intestinale est très variable suivant que l'hyperhémie est plus ou moins manisfeste. Quand les parois sont épaissies, souvent elles sont d'un rose pâle, à peine injectées et demi-transparentes ; le plus ordinairement, la muqueuse est violette, ardoisée, quelquefois d'un rouge foncé qui peut aller jusqu'au brun ou au noir. Cette coloration se présente sous forme de bandes, de pointillés, de plaques, de stries, ou s'étend uniformément. Un examen attentif à la loupe révèle une fine arborisation produite par la turgescence du réseau capillaire.

Suivant Billard (1) la coloration ardoisée uniforme résulte d'une phlegmasie chronique presque éteinte. Dans son *Anatomie pathologique*, Andral dit que la coloration noire a son siège dans les villosités de l'intestin. « Cette teinte noire des villosités se confond par une série de nuances avec leurs teintes

1. *De la membrane muqueuse gastro-intestinale dans l'état inflammatoire* (186)).

rouges, de telle sorte que l'on voit celle-ci brunir considérablement et arriver peu à peu au noir le plus foncé. »

Suivant le même auteur, il est impossible de distinguer les cas où la coloration dépend :

1° D'irritation primitivement chronique ;

2° D'irritation chronique ayant succédé à l'irritation aiguë ;

3° D'une irritation aiguë entée sur une irritation chronique, cette complication n'étant pas rare dans les derniers temps de la maladie.

Durand-Fardel dit avoir vu un remarquable exemple de coloration tranchée dans un cas de diarrhée chronique, où la muqueuse de l'intestin était, dans toute sa longueur, épaisse, veloutée et d'un bleu ardoisé. Sept à huit plaques d'un rouge vif ou d'un noir foncé absolument mélanique, de l'étendue d'une grosse fève, se trouvaient disposés régulièrement et perpendiculairement à la longueur de l'intestin au devant de chaque bosselure du côlon transverse. La matière colorante noire paraissait déposée dans le tissu conjonctif qui unit le péritoine à la couche musculaire.

Épaississement et Ramollissement. — Les parois de l'intestin, dans l'entérite chronique, présentent, surtout dans l'inflammation du côlon, un épaississement notable dû au boursouflement de la muqueuse et à l'induration du tissu cellulaire sous-muqueux, qui offre à la coupe un aspect blanchâtre, demi-transparent comme lardacé, ce qui a fait penser à quelques auteurs que (1) dans ce cas, il n'y a pas simple hypertrophie et que cet épaississement considérable doit bien plutôt être rapporté à la présence du tissu squirrheux, comme on le voit pour le rectum. Pour Andral, les parois intestinales seraient comme atrophiées. Cette assertion est loin d'être confirmée par les auteurs, MM. Monneret et L. Fleury, Durand-Fardel, Bamberger, Lancereaux et Jaccoud, qui ont trouvé les parois hypertrophiées.

Si l'on pratique une coupe de la paroi intestinale, on constate un épaississement de la membrane muqueuse, souvent aussi de la couche musculaire ainsi que du tissu conjonctif qui sépare les différentes tuniques de l'intestin.

Souvent le calibre de l'intestin est amoindri d'une manière générale. Ce phénomène est dû plutôt à une rétraction des tissus

1. Hardy et Béhier, *Traité de Pathologie.*

qu'à l'épaississement des tuniques. Il existe souvent des rétrécissements partiels (Bottentuit) (1).

Le ramollissement se voit souvent dans les différentes périodes des altérations de la muqueuse intestnaile. Pour ce qui est de la transformation des tissus de l'intestin, que l'on désigne sous le nom de *dégénérescence lardacée cireuse* ou amyloïde, nous ne croyons pas qu'elle ait été constatée dans cette affection chronique de l'intestin; ces altérations étant plutôt consécutives aux fièvres éruptives graves et surtout se rattachant de préférence à l'entérite syphilitique (de Bærenspreng, Newmann).

Ulcération. — C'est surtout dans le gros intestin que siègent, de prédilection, les ulcérations intestinales, lorsqu'elles existent dans l'entérite chronique grave. C'est là qu'on en observe quelquefois un nombre assez considérable pour constituer une variété de l'entérite chronique à laquelle Hardy et Béhier ont donné le nom d'*Ulcéreuse*. On a tort de regarder généralement les ulcérations comme un caractère anatomique fréquent de l'entérite chronique, car cette lésion ne se rencontre guère que chez les sujets tuberculeux, et alors elle résulte bien moins d'un travail inflammatoire primitif que de la fonte des tubercules sous-muqueux. Pour Grisolle, l'inflammation chronique de la muqueuse intestinale se termine fort rarement par ulcération. Quoi qu'il en soit, lorsque ces ulcérations existent, il est rare qu'elles soient nombreuses et étendues dans l'intestin grêle. C'est surtout dans le côlon et le cæcum qu'elles sont plus nombreuses, comme le rapporte M. Lancereaux dans une observation d'une femme morte à l'Hôtel-Dieu en 1863, des suites d'une diarrhée prolongée causée par ce que l'on appelle aujourd'hui la *misère physiologique* (2). « Les bords de ces ulcères sont nets, taillés comme à l'emporte-pièce; leur fond lisse est constitué par la membrane musculeuse épaissie et dont les fibres transversales sont nettement appréciables à l'œil nu. Cette ulcération règne dans toute la longueur du gros intestin. L'intestin grêle et les autres organes sont dans un état d'intégrité relativement parfait. »

Durand-Fardel a signalé la fréquence des ulcérations intestinales chez les vieillards.

1. Bottentuit, *Des diarrhées chroniques* (1875).
2. *Atlas d'anatomie pathologique*, de Lancereaux (1871), page 20.

La profondeur de ces ulcérations intestinales est, du reste, très variable. Tantôt elles sont très superficielles et n'intéressent que la surface de la muqueuse; dans ce cas, elles sont souvent recouvertes d'une pseudo-membrane jaunâtre. D'autres fois, elles ont envahi toute l'épaisseur de la muqueuse, le tissu cellulaire sous jacent, et même détruit la tunique musculeuse de l'intestin, de telle sorte qu'elles reposent sur le péritoine qui en forme le fond; une perforation est alors imminente et ne peut être prévenue que par des adhérences qui empêchent les matières stercorales de s'épancher dans la cavité péritonéale. M. Bucquoy a trouvé dans le côlon ascendant d'un vieillard des perforations cicatrisées et autour desquelles il s'était développé une péritonite localisée. Quant à leurs formes, tantôt arrondies ou allongées, tantôt longitudinales ou transversales, elles varient depuis les dimensions de 2 millimètres carrés jusqu'à une pièce de 2 francs et même de 5.

Quant aux altérations de la muqueuse gastrique, dont Broussais et son école regardaient l'existence comme à peu près constante quand il y a des lésions intestinales, elles sont au contraire très rares, et il est bien démontré aujourd'hui que la *gastro-entérite* est loin de jouer le rôle important que le chef de l'école physiologique lui avait assigné en pathologie.

Les lésions que nous venons d'exposer et que l'on rencontre ordinairement dans l'entérite chronique ne sont cependant pas constantes. Chez des sujets malades depuis un temps quelquefois fort long, on ne trouve à l'autopsie aucune ulcération qui peut rendre compte des phénomènes morbides observés pendant la vie ; dans quelques autres cas, la seule modification survenue dans le tube digestif consistait en une décoloration et un amincissement général des intestins, et particulièrement des intestins grêles, altération bien légère et qui semble peu en rapport avec la persistance et la gravité des symptômes.

On peut rencontrer encore à l'autopsie des adhérences unissant entre eux les différents organes abdominaux, et surtout un grand nombre de circonvolutions intestinales. Enfin, si l'entérite a été accompagnée de complications, on trouve des altérations qui appartiennent à chacune d'elles.

Nous venons d'esquisser les caractères anatomo-pathologique que l'on rencontre le plus souvent dans les intestins des malades ayant succombé à la suite d'entérite chronique; mais, comme l'inflammation provient d'origines diverses, chaque cause génératrice imprimera un cachet particulier à la lésion.

CHAPITRE V

Symptomatologie.

Symptomatologie.—La *diarrhée* est le signe capital de l'entérite chronique ; elle est à l'intestin ce que les vomissements sont à l'estomac.

Les *douleurs abdominales*, que quelques auteurs regardent comme un symptôme aussi fréquent, nous semblent avoir cependant une importance bien moindre, car il n'est pas rare de les voir manquer. Le *météorisme* peut aussi être regardé comme un des signes les plus constants.

1° Diarrhée. — Nous avons déjà dit qu'elle était le fait d'une digestion trop prompte et de principes alimentaires mal élaborés; elle peut présenter une consistance variable suivant la quantité d'eau qu'elle contient; à l'état normal celle-ci est évaluée à 75 0/0 en moyenne, mais dans les cas pathologiques graves (choléra) elle peut monter à 100.

Pour le professeur G. Sée, la cause de cette liquidité serait la *diminution de la résorption de l'eau et des liquides contenus dans le bol alimentaire*. D'après ses expériences, la quantité de matières que l'on rend chaque jour dépend de la qualité des éléments et non de leur quantité ; car certains aliments sont absorbés tout entiers, tandis qu'il y a certains aliments dont on rejette le sixième. En effet, si l'on donne à un chien 12 à 1500 grammes de viande par jour, il rend environ 40 grammes de matières fécales, tandis que si on le nourrit avec un kilogramme de pain, il rendra de 150 à 200 grammes de matières fécales (G. Sée).

Quant aux éléments que l'on retrouve dans les selles, nous en empruntons la nomenclature au consciencieux travail de M. Bottentuit (1), sur le traitement des diarrhées chroniques par les

1. *Diarrhées chroniques et de leur traitement par les eaux minérales de Plombières* (1875).

eaux de Plombières. Les excréments, dit l'auteur, contiennent :

1° Du mucus intestinal et quelques principes de la bile composés d'acide glycocholique et taurocholique avec des bases alcalines, puis des matières colorantes ;

2° Des substances alimentaires digestibles, mais non digérées, et des substances indigestibles. Ainsi certaines parties de la viande telles que aponévroses, tendons, ne se digèrent pas et on les retrouve telles quelles dans les matières. Mais on retrouve aussi des matières alimentaires très bonnes, non digérées, parce que le contenu stomacal se vide partiellement, mais rapidement, de sorte que certaines portions échappent à la classification et que, dans l'intestin, elles échappent à l'action du suc intestinal.

« On retrouve quelquefois de la cocaïne, de l'albumine concrétée et même des grains de fécules ayant échappé à la transformation sucrée. Il y a dans les végétaux des parties qui échappent à l'action des sucs digestifs, tels que les tiges des feuilles, fibres végétales, grains, pépins, noyaux. On les retrouve dans les excréments, ainsi que les sel terreux des os non dissous par le suc gastrique, l'excès des substances albuminoïdes elles-mêmes lorsque la quantité d'aliments ingérés est disproportionnée avec les besoins de réparation.

« Enfin, il se trouve dans les matières fécales des débris des cellules épithéliales détachés de l'intestin.

« Ces débris se présentent souvent sous la forme de matières blanchâtres et grisâtres. On les prenait autrefois pour du chyle ou du chyme. On avait même désigné ce phénomène sous le nom de chylorrhée. S'il est admissible que, dans beaucoup de cas, des aliments ayant subi un commencement de digestion soient mêlés aux matières diarrhéiques, surtout chez les enfants, la physiologie ne permet cependant plus de voir du chyle dans les flocons qui existent fréquemment dans les selles. Ce sont, en réalité, ou des lambeaux d'épithélium, ou de matières exsudées, des sécrétions morbides ou enfin des portions de pus. »

Dans l'entérite chronique, la diarrhée est rarement abondante, surtout au début, trois ou quatre selles au plus. Mais elle a, dans le plus grand nombre des cas, un caractère particulier, celui de se produire sous l'influence de causes provocatrices spéciales qui sont des plus fortes aux plus faibles :

1° L'ingestion des aliments et des boissons ;

2° La fatigue, les marches forcées;

3° L'impression du froid ou de l'humidité ;

4° Les émotions morales ;

5° L'usage excessif du tabac.

Les personnes atteintes d'entérite chronique ne peuvent faire un repas copieux sans être prises immédiatement après d'un besoin pressant d'aller à la garde-robe ; besoin qui s'annonce par du gargouillement accompagné de coliques plus ou moins violentes. Elles rendent alors une selle liquide, quelquefois deux, rarement trois ou quatre, à quelques minutes d'intervalle, et puis tout rentre dans l'ordre ; elles sont tranquilles jusqu'à ce qu'elles fassent un nouveau repas ou qu'elle soient soumises à l'influence d'une des causes que nous avons indiquées.

Chez beaucoup de malades même, la simple ingestion de certains aliments, de certaines boissons, qu'on ne peut désigner d'une manière spéciale parce qu'ils varient avec chaque individu, produit le même effet. Cependant il y a des liquides qui doivent être absoluments proscrits, ce sont les alcools même atténués. Nous n'avons pas encore rencontré un malade affecté d'entérite chronique chez lequel l'usage de l'eau-de-vie, des liqueurs, du vin pur, n'ait pas provoqué immédiatement la diarrhée. Au contraire, un vin généreux, suffisamment étendu d'eau et mieux d'eau minérale à base calcique, du genre Saint-Léger, a toujours été non seulement supporté mais est devenu quelquefois nécessaire.

Les fatigues de tout genre, surtout les marches forcées, provoquent aussi la diarrhée chez ces malades. La station debout, très prolongée, a parfois produit des selles liquides. Néanmoins, il ne faudrait pas défendre une marche modérée ; car, au contraire, certains exercices, l'escrime, la gymnastique, sont favorables à l'amélioration de l'entérite chronique, quelquefois même un puissant auxiliaire de la guérison. Les diarrhées survenant chez les malades atteints d'entérite chronique, par l'impression du froid ou à la suite d'émotions morales, proviennent des rapports sympathiques existant entre la peau et la muqueuse intestinale, rapports des plus intimes qui se manifestent par une simultanéité d'affections lorsque l'une des deux est atteinte. Ces sympathies morbides ont pour point de départ les expériences de Fourcault et Balbiani qui provoquent des diarrhées albumineuses chez les animaux dont on a supprimé les fonctions cutanées en les vernissant. On s'explique, par le même mécanisme, comment l'impression du froid ou de l'humidité sur le corps occasionne des affections catarrhales de l'intestin, et comment les vicissitudes atmosphériques s'étendant à un grand nombre d'individus à la fois entraînent de véritables épidémies de diarrhées, c'est-à-dire d'entérites catarrhales. Les relations pathogéniques entre la peau et l'intestin s'établissent par la voie nerveuse et par le procédé des affections réflexes ; elles ont pour appareil instrumental les vaisseaux capillaires et les nerfs vaso-moteurs.

En mentionnant l'origine nerveuse possible, nous avons ouvert la porte à l'explication des diarrhées plus ou moins inflammatoires succédant aux *émotions morales vives* ou à une suite de peines et de chagrins. Il est des malades chez lesquels la plus petite émotion, la moindre sensation de froid aux pieds provoque du ténesme et quelquefois de la diarrhée. C'est à ces derniers surtout qu'il faut recommander de porter des chaussures imperméables, de se couvrir le ventre de flanelle, afin d'éviter l'action du froid, de la neige, de l'humidité.

L'abus du tabac, que les auteurs ne signalent pas, peut cependant amener de la diarrhée chez les malades dont l'état inflammatoire chronique de l'intestin a développé une susceptibilité excessive de cet organe.

Le tabac produit surtout cet effet sur le tube digestif, après le repas, lorsque, par le seul fait de la réplétion de l'estomac, il y a tendance à la diarrhée chronique. Il n'est pas rare de rencontrer des gens chez lesquels l'action de fumer, surtout après un repas copieux, provoque des gargouillements dans l'intestin, signe précurseur de la diarrhée. Il est bien entendu qu'il s'agit ici de vrais fumeurs et non de ceux qui usent du tabac pour la première fois, car alors cette action n'aurait rien de remarquable. On devra donc défendre complètement l'usage du tabac aux malades atteints d'entérite chronique.

2° Douleurs. — Le second phénomène de l'entérite chronique, ce sont des douleurs abdominales. Ces douleurs se montrent sous deux formes :

1° Sous forme de coliques, d'intensité médiocre, précédant les selles et se faisant sentir dans toute la cavité abdominale pendant quelques minutes seulement. Elles disparaissent complètement par l'évacuation du liquide contenu dans l'intestin en même temps que cesse aussi le gargouillement qui les accompagnait. Il est très rare que ces coliques persistent dans l'intervalle des garde-robes.

2° Sous forme d'une douleur beaucoup plus constante siégeant toujours dans le même point, principalement dans la région ombilicale, où elles présentent leur plus grande acuité, pour s'irradier en divers sens dans l'abdomen. Cette dernière douleur est profonde, ordinairement peu intense, augmentant par la pression et donnant la sensation de pincement ou de brûlure. Il n'est pas rare de la voir disparaître pendant un temps plus ou moins long, surtout dans les moments de rémission de la diarrhée, pour revenir comme celle-ci sous l'influence de la moindre cause provocatrice.

3° Le Météorisme. — Le météorisme est un symptôme très constant. Il est plus ou moins développé, affectant un rapport assez direct avec la partie de l'intestin qui est enflammée. Il s'accompagne, presque dans tous les cas, de gargouillements, indice de la présence de matières liquides et de gaz dans l'intestin ; mais nous ne l'avons jamais vu atteindre ce degré de *tympanisme* que l'on rencontre souvent dans l'entérite de la fièvre typhoïde.

Il ne faudrait pas conclure de l'exposé de ces phénomènes, *diarrhées, douleurs, météorisme*, que l'entérite chronique se présente toujours avec un cortège de symptômes aussi complet. Souvent l'un d'eux manque ou les autres sont plus accentués ; de là, divers états qui font que l'on peut établir à la maladie trois formes, suivant l'intensité et la prédominance de l'un ou de l'autre de ces symptômes :

1° Forme légère ;
2° Forme moyenne ;
3° Forme grave.

Forme légère. — Les symptômes manquent souvent dans ce premier degré qui n'est en quelque sorte que l'état intermédiaire entre l'entérite chronique ordinaire et la santé, caractérisé surtout par une sensibilité exagérée de l'intestin amenant facilement la diarrhée. C'est dans cette catégorie que l'on placera les individus qui, sous l'influence d'une cause provocatrice un peu énergique, un excès de table, par exemple, verront une selle liquide, et, ensuite, tout rentrer dans l'ordre pour voir, après un temps plus ou moins long, réapparaître le même phénomène quand les mêmes circonstances se présenteront. Dans l'intervalle, la santé est parfaite. C'est ainsi que des gens gardent toute leur vie une prédisposition à la diarrhée sans pourtant être jamais atteints d'entérite chronique bien confirmée. Les guérisons d'entérites graves laissent souvent, pendant un temps plus ou moins long, après elles, une sensibilité extrême de l'intestin, qui constitue la forme légère de la maladie.

FORME MOYENNE. — Quel que soit le début de l'affection, qu'elle survienne d'emblée ou qu'elle soit consécutive à une maladie aiguë, ce deuxième état ne manque jamais et dure un temps plus ou moins long, suivant les soins, le régime et la prudence du malade ; il est caractérisé par l'intégrité des fonctions de l'estomac et la persistance d'un état général satisfaisant, malgré la fréquence de la diarrhée. Les selles liquides qui, au début, ne viennent que tous les deux ou trois jours, augmentent peu à peu de fréquence, arrivent à se manifester de quatre à cinq fois par jour avec accompagnement de gaz fétides et de coliques qui laissent généralement une douleur abdominale constante assez semblable à un point de côté peu intense. C'est dans cette forme que l'on constate, dans les déjections, ces mucosités blanchâtres *rubanées* que les malades prennent pour des vers intestinaux et qui simulent les membranes de l'entérite pseudo-membraneuse. Une fois établie, la diarrhée ne persiste pas tout le temps de la maladie ; il se produit des rémissions qui peuvent durer plus ou moins longtemps et faire croire aux malades qu'ils sont guéris. Il y a aussi des alternances de constipation et de diarrhée ; mais cette constipation est souvent soumise à la volonté du malade qui, de peur de voir revenir la diarrhée, mange et boit très peu et prend des médicaments anti-diarrhéiques ; ces trois motifs réunis font que la diarrhée cesse momentanément.

D'après Hardy et Béhier, il est des cas où l'on est obligé de respecter la diarrhée : lorsque la suppression des selles provoque des douleurs abdominales et un gonflement du ventre qui gêne le malade au point de lui faire souhaiter de la diarrhée.

C'est dans ce cas qu'il ne faut pas donner de médicaments qui amèneraient une constipation de quatre à cinq jours, un ballonnement très douloureux. Il n'en sera pas de même si, par un traitement convenable (et c'est là où les Eaux minérales calciques de Pougues Saint-Léger rendront d'éminents services), on fait disparaître cette diarrhée en ménageant une évacuation quotidienne et même tous les deux jours. Quelle que soit la fréquence de la diarrhée dans la forme moyenne, elle n'a qu'un très faible retentissement sur les autres fonctions; l'appétit est intact, la digestion stomacale s'accomplit à peu près, rarement de vomissements. Cependant, chez la plupart, le ventre est ballonné et distendu après le repas, l'estomac participe à cette distension et il en résulte une *dilatation de cet organe*. La langue est légèrement blanchâtre; il y a quelquefois de la céphalalgie; la soif est nulle, à moins que les évacuations ne deviennent fréquentes et amènent un certain degré de fièvre. C'est alors que les malades sont tristes et mélancoliques, comme cela arrive dans toutes les affections chroniques du tube digestif. En même temps, l'amaigrissement survient; la douleur abdominale est plus persistante et plus vive, les selles et les coliques se renouvellent à chaque instant; la langue devient rouge et sèche et l'entérite prend alors la forme grave.

Forme grave. — Bien qu'elle se présente rarement à ce degré, l'entérite chronique à forme diarrhéique peut néanmoins par elle-même amener la mort. Dans ce cas, les caractères sont très tranchés. C'est surtout un état général des plus mauvais et une souffrance de l'économie qui impriment au visage un cachet particulier. Les diarrhées, qui précédemment ne survenaient que sous l'influence de causes provocatrices, apparaissent maintenant à chaque instant, sans motifs appréciables, et les malades ne comptent plus combien ils ont de selles dans les vingt-quatre heures. La persistance de ces évacuations et l'insuffisance nutritive produisent une émaciation rapide. Les forces s'affaiblissent de jour en jour; la langue devient sèche et rouge sur les bords; tout annonce un désordre grave apporté dans la nutrition par les troubles des fonctions digestives. C'est qu'en effet la digestion stomacale, qui était restée intacte dans les deux premières formes, est nulle et incomplète dans celle-ci. L'assimilation ne se fait plus, comme le dénote l'analyse des urines qui ne donne plus que cinq à six grammes d'urée par litre et une déperdition considérable d'acide phosphorique, trois à quatre grammes par litre.

En même temps le pouls s'accélère et bientôt il y a un appareil fébrile continu ou irrégulier; la peau est sèche et rude et le ventre se rétracte sur le rachis (Grisolle). La fièvre prend le caractère hectique; souvent aussi la présence du sang, du pus ou de fausses membranes dans les selles indique la formation d'*ulcérations intestinales;* les téguments ont un aspect sale et terreux et le patient succombe dans le marasme, avec ou sans hydropisie cachectique, mais presque toujours sans que l'intelligence ait été abolie un seul instant. On dit que ces diarrhées chroniques à consomption rapide et à fièvre précoce doivent toujours éveiller l'idée de quelque affection tuberculeuse de l'intestin lui-même, des ganglions mésentériques ou des poumons; la remarque est juste, et dans la majorité des cas un examen attentif démontre que telle est en effet la source de l'entérite grave, surtout dans sa forme ulcéreuse; mais cette relation étiologique n'est pas constante; l'entérite chronique peut tuer, bien qu'elle soit indépendante de la tuberculose Jaccoud).

CHAPITRE VI

Marche. — Durée. — Terminaison

MARCHE. — Lorsque l'entérite chronique succède à une affection aiguë, elle s'établit d'une manière insidieuse. Le convalescent qui a un peu de diarrhée lorsqu'il mange trop ou qu'il commet quelque autre imprudence, attribue cela exclusivement à son état antérieur et ne se doute guère qu'il est menacé d'une maladie longue et pénible; mais, comme cet état n'est pas généralement de longue durée, il n'y porte aucune attention; puis bientôt les selles liquides deviennent de moins en moins rares, se régularisent en quelque sorte, et l'entérite chronique se trouve constituée. Quand cette phlegmasie survient d'emblée, elle est aussi souvent méconnue. En effet, les gens qui y sont particulièrement sujets, soit par mauvaises conditions hygiéniques, soit par leurs conditions professionnelles, y font d'autant moins attention au début que les fonctions digestives sont intactes, qu'ils boivent et mangent bien, ce qui pour eux est le signe certain d'une santé parfaite.

La maladie une fois établie, nous l'avons suivie dans ses différentes phases. Elle est loin d'avoir une marche régulière, et souvent on observe des intermittences, des rémissions pendant lesquelles les malades n'éprouvent aucun trouble dans les fonctions digestives, si ce n'est peut-être un peu de constipation. Ces alternatives de diarrhée et de constipation ne peuvent être spontanées, car il faut si peu pour impressionner un tube digestif atteint d'entérite chronique que, bien souvent, des influences qui agissent vivement sur lui passent inaperçues du malade et du médecin. Quoi qu'il en soit, la diarrhée revient pour s'arrêter peut-être momentanément et reprendre de nouveau son cours. Il n'est pas rare de voir plusieurs rechutes semblables dans le cours de la maladie.

Durée. — Il est impossible d'assigner une durée quelconque à la phlegmasie chronique de l'intestin. Pour le professeur Jaccoud, ce serait de quelques semaines à plusieurs mois ; nous croyons plus vrai de dire que cette affection est généralement très longue et qu'elle peut durer des mois, des années même, en présentant des alternatives de mieux et de rechutes, suivant que les causes déterminantes se renouvellent plus ou moins souvent. Nous avons déjà vu, en exposant les symptômes de la forme légère, que des sujets peuvent garder toute la vie une susceptibilité exagérée de l'intestin. Avec de la prudence, des soins, un régime convenable, ils empêchent la maladie d'arriver au deuxième degré. « Dans quelques cas la diarrhée se prolonge fort longtemps sans altérer les digestions, sans diminuer l'appétit ni les forces du malade, sans même déterminer un amaigrissement notable ; elle devient un état habituel presque sans inconvénient pour la santé. » (*Compendium.*) Mais ces faits sont rares. Si la guérison n'a pas lieu au bout d'un temps plus ou moins long, quelques années au plus, la maladie passe à la forme grave que nous avons décrite, et les malades succombent dans l'épuisement le plus complet ou bien sont enlevés par quelques maladies intercurrentes.

Lorsque, dans le cours de la maladie, la diarrhée vient à cesser et que l'on croit à la guérison subite, la maigreur qui persiste, les forces qui ne se réparent pas, indiquent, d'une manière certaine, que le mieux n'est qu'apparent et que bientôt les selles vont revenir comme par le passé. Les récidives sont fréquentes. Quand la guérison a lieu, il reste pendant un temps plus ou moins long, souvent plusieurs années, une susceptibilité de l'intestin qui doit toujours faire prendre des précautions aux malades.

Terminaison. — Chez l'adulte, l'entérite chronique simple, sans complication de tubercules ou de cancer, peut se terminer d'une manière heureuse. On a de fréquents exemples de cette terminaison, comme le prouvent les observations que nous donnons à la fin de ce travail ; mais, d'autres fois aussi, la mort peut être la conséquence de cette maladie, et elle arrive ou par suite d'une complication ou par les progrès de l'affection intestinale. C'est dans ce dernier cas que l'on voit survenir les désordres de nutrition et les accidents de la forme grave. Nous avons tracé dans la Symptomatologie, la marche que suit l'entérite chronique quand elle se termine fatalement; nous n'avons donc pas à y revenir.

Lorsque la guérison a lieu, elle se fait toujours lentement, la diarrhée diminue, les selles sont de moins en moins nombreuses, l'appétit renaît avec les forces, l'embonpoint augmente, enfin on voit les malades revenir peu à peu à la santé. Mais qu'ils ne commettent pas la moindre imprudence, car ils auraient immédiatement une rechute.

Dans quelques cas encore peu avancés, la diarrhée peut disparaître subitement quand elle est produite par une cause qui cesse tout à coup; tels les gens qui, habitant Paris depuis quelques mois, ont eu, pendant tout ce temps, des selles liquides, et qui voient ce phénomène disparaître rapidement lorsqu'ils retournent dans leur pays, etc. S'il n'est pas toujours facile de guérir une entérite, il est toujours possible d'en atténuer les effets et d'en prévenir les conséquences par un traitement convenable; c'est ce que nous étudierons au chapitre VIII en parlant du traitement par les Eaux minérales de Pougues Saint-Léger. Disons aussi que, chez les enfants, la terminaison est plus souvent fatale que chez l'adulte par suite de la résistance beaucoup moindre qu'oppose l'enfant aux progrès de la maladie et par la difficulté de faire prendre la médication. Chez les vieillards, l'issue fatale est amenée par les seuls progrès de la maladie. La mort enfin peut être la conséquence d'une ou plusieurs des complications que nous allons passer maintenant en revue.

CHAPITRE VII

Complications. — Diagnostic. — Pronostic.

COMPLICATIONS. — Elles sont de deux ordres : *graves*, lorsqu'elles mettent la vie du malade en danger, au point de causer quelquefois la mort ; *bénignes*, lorsqu'elles ne sont qu'un incident fâcheux durant le cour de la maladie. Parmi les premières, il faut citer tout d'abord, comme des plus fréquentes, les *ulcérations* plus ou moins profondes, pouvant même amener une *péritonite suraiguë* mortelle, une *pneumonie* ou une *affection cardiaque* concomitante chez les malades prédisposés, de *l'urémie* produisant une véritable intoxication avec accidents graves, une *typhlite*, un *phlegmon de la fosse iliaque*.

Pour les complications bénignes, qui sont alors fréquentes en raison de la grande variété des causes qui les produisent, nous citerons en première ligne les *troubles de l'estomac*, qui, généralement, participent à l'irritation de l'intestin, la *gastralgie*, la *gastrite chronique*, la *dilatation de l'estomac* ou de *l'intestin* ; du côté du rectum *hémorroïdes* ; enfin, du côté du foie, la *congestion hépatique*.

DIAGNOSTIC. — Le diagnoctic absolu n'est pas difficile à établir étant donné que tout flux de ventre persistant et douloureux est corrélatif à une irritation intestinale devenant bientôt une inflammation avec toutes ses conséquences. Le diagnostic différentiel porte :

1° Sur la diarrhée catarrhale ;

2° Sur une affection tuberculeuse des intestins ;

3° Sur le cancer de cet organe ;

4° Sur la péritonite chronique.

Dans la *diarrhée catarrhale*, qui dure de un à quatre ou cinq jours au plus, le malade a tout de suite un plus ou moins grand nombre de selles qui se succèdent d'une manière à peu près régulière, tandis que dans *l'entérite chronique* il y en a deux ou trois par jour au plus, et elles surviennent presque toujours à la suite des repas : elles ne s'accompagnent pas non plus de cet état de malaise, de faiblesse générale, quelquefois même de fièvre qui existe souvent dans la diarrhée catarrhale.

Il est, le plus souvent, très difficile d'établir un diagnostic entre *l'entérite chronique simple* et les *tubercules intestinaux*, d'autant plus que le développement de ces derniers est souvent précédé par une entérite chronique. Dans les deux affections, il y a les mêmes phénomènes locaux ; on pourrait bien avancer que, dans les cas de tuberculisation intestinale, la diarrhée est plus continue : mais, à vrai dire, le seul signe diagnostic capable, pour les adultes, de lever les doutes doit se chercher dans l'état de la poitrine. M. Louis, dans ses recherches sur la phtisie (1) et MM. Chancel (2) dans ses leçons, et Bouillaud (3), ont établi que, quand il y a des tubercules intestinaux, il y en a toujours dans les poumons. Si donc, l'exploration du thorax démontre l'existence de la phtisie pulmonaire, on sera disposé à rapporter les symptômes intestinaux à des ulcérations tuberculeuses ; si, au contraire, la poitrine est exempte d'altérations, on devra penser qu'il n'y a qu'une entérite simple.

La forme de la diarrhée a aussi une grande valeur. En effet, chez les tuberculeux, les selles ont lieu d'une manière à peu près continue, tandis que, dans l'entérite chronique, elles viennent ordinairement après les repas, puis cessent complètement jusqu'à ce que les malades mangent de nouveau. Enfin les phénomènes généraux de la tuberculisation, fièvre hective, sueurs nocturnes, etc., viendront aussi en aide au diagnostic.

La difficulté est plus grande encore lorsque la phlegmasie chronique survient dans un intestin où il y a déjà des tubercules, car alors les deux causes de diarrhée existent simultanément et tous les symptômes se compliquent réciproquement. Quelques auteurs prétendent que si l'on voit les selles diminuer notablement sous l'influence de l'opium, sans cesser d'être liquides, on pourra soupçonner la présence de l'entérite simple et des tubercules.

1. Louis, *Recherches sur la Phtisie.* (2e édition, p. 89).
2. Chancel, *Leçons orales.*
3. Bouillaud, *Nosogr. méd.* t. III, p. 128.

Le diagnostic différentiel du *cancer intestinal* est aussi entouré de difficultés; il est cependant possible de l'établir dans la majorité des cas. On doit, lorsqu'on soupçonne un néoplasme, chercher d'abord à le sentir par la palpation et le toucher rectal, puis s'enquérir de la nature des selles. *Dans le cancer, la diarrhée n'est pas constante;* il y a, surtout au début, des alternatives très prolongées de constipation opiniâtre, interrompue de temps en temps par des garde-robes abondantes survenant tous les deux ou trois jours en manière de débâcles. Ce n'est que vers la fin de la maladie que la diarrhée s'établit positivement et, alors, qu'appaparaissent les phénomènes cachectiques et les hémorragies intestinales. *Dans l'entérite chronique, au contraire, la diarrhée est l'état habituel; la constipation n'est qu'accidentelle.* En l'absence de ces signes positifs, l'existence d'un cancer dans une autre partie du corps établit une forte présomption en faveur du cancer intestinal.

Quant à la *péritonite chronique*, elle ressemble un peu à l'entérite par les douleurs abdominales persistantes; mais la diarrhée fait défaut à moins de complications de tubercules intestinaux, et, pour peu que la maladie date de quelque temps, il y a un épanchement péritonéal. Du reste, il n'est pas rare de voir la péritonite chronique coïncider soit avec l'entérite chronique, soit, le plus souvent, avec des tubercules intestinaux. L'examen de la poitrine devra faire constater si l'entérite est simple ou tuberculeuse.

Mais, pour porter un diagnostic complet, il faut encore arriver à établir le siège précis et l'étendue de l'inflammation intestinale. Sans entrer dans des détails déjà connus, nous dirons seulement qu'on soupçonne que l'inflammation réside dans le duodénum, lorsque la douleur est à l'épigastre ou vers l'hypocondre droit, lorsqu'il existe des symptômes du côté du foie, de l'ictère et de la constipation, que les douleurs aux environs de l'ombilic, les alternations de diarrhée et de constipation, la lientérie, la promptitude à l'amaigrissement appartiennent à l'inflammation des intestins grêles; tandis que la douleur dans la fosse iliaque droite caractérise la cécité chronique (typhlite chronique de M. Piorry) et que les coliques dans le trajet du côlon, la diarrhée persistante se rapportent plus particulièrement à l'inflammation du gros intestin (Hardy et Béhier). L'entérite générale est très rare, mais on trouve fréquemment des points d'inflammation dispersés çà et là dans tout le trajet de l'intestin. Les douleurs abdominales occupent alors les diverses parties du ventre, la peau a une teinte ictérique; il y a des selles bilieuses abondantes et les autres symptômes de la forme grave apparaissent aussi peut-être plus rapidement.

Pronostic. — Il varie à l'infini et est subordonné aux modes de terminaison que nous avons indiqués plus haut. Rappelons seulement que J. Copland a vu des diarrhées liquides se prolonger toute la vie chez des individus sans en avancer sensiblement le terme. Dans d'autres cas, au contraire, la mort peut survenir assez rapidement chez les adultes affaiblis par des excès; le manque de volonté ou la position de fortune les empêchent de s'astreindre à un régime alimentaire convenable : dans ce cas le pronostic est fâcheux.

En un mot, la mort est l'exception depuis quinze à cinquante ans, et la guérison est la règle.

Mais la facilité des récidives est grande, et on doit y songer en en portant le prosnostic, car les rechutes sont plus difficiles à guérir que la première fois. Chez les personnes prédisposées à la phtisie par hérédité, ou par leurs habitudes extérieures, l'entérite est presque toujours l'avant-coureur des tubercules.

CHAPITRE VIII

Traitement de l'entérite chronique par les Eaux minérales de Pougues Saint-Léger.

On comprendra que, dans une étude comme celle-ci, sur le traitement de *l'entérite par les Eaux minérales de Pougues Saint-Léger*, nous ne passions pas en revue tous les remèdes spéciaux qui ont été tour à tour indiqués pour la guérison de cette maladie. Nous n'avons à nous occuper ici que d'un traitement hydrominéral, particulier à Pougues ; c'est donc lui qui sera l'objet de ce dernier chapitre.

Nous dirons dans quel cas les Eaux de la source Saint-Léger conviennent et dans quel cas elles sont contre-indiquées. En même temps que nous relaterons quelques observations prises dans notre clientèle, nous fixerons les soins hygiéniques et le régime alimentaire qui est de la plus haute importance dans le traitement de l'entérite chronique.

Auparavant, nous ferons connaître en quelques mots les caractères physiques et chimiques de l'Eau minérale de Pougues, renvoyant le lecteur, pour les autres détails, aux mémoires publiés par nous en 1884 (1) et 1886 (2).

La source qui, de tout temps, a fait la réputation de Pougues, et la seule d'ailleurs employée en boisson, est la source Saint-Léger. Cette eau, dont la minéralisation est très élevée (5 grammes environ par litre) jaillit du sol avec un bouillonnement tumultueux, dû au dégagement incessant de l'*acide carbonique* qu'elle contient dans des proportions considérables (plus de 3 grammes par litre) ; aussi la considère-t-on comme la plus gazeuse des eaux minérales. Limpide, incolore, sans odeur, d'une saveur

1. *Contribution à l'étude des Eaux minérales.*
2. *Recherche et Dosage de l'arsenic* (1886).

aigrelette et piquante, l'Eau de la source Saint-Léger est par cela même très agréable à boire. Sa température est de 12°50, ce qui lui assure une fixité de composition invariable. Son principe dominant est le *bicarbonate de chaux* qu'elle renferme dans les proportions d'environ 2 grammes par litre, ce qui en fait le type des eaux bicarbonatées calciques. La magnésie, la soude, la lithine découverte par nous en 1884, constituent les bases avec lesquelles se combinent les autres équivalents des acides carbonique, phosphorique, silicique, et qui entrent dans sa composition. Le *fer* y est contenu à l'état de sesquicarbonate soluble; Mialhe y a signalé l'*iode*.

Citons enfin l'*arsenic* que nous avons été les premiers à reconnaître, combiné aux alcalis pour former dans cette eau des *arsénites alcalins*. Nous dirons même à ce sujet que, dans toutes les eaux minérales où l'on a signalé la présence de l'arsenic, les auteurs considèrent ce métalloïde comme formant avec ses alcalis un *arséniate alcalin*. Nous croyons pouvoir déduire de nos analyses sur l'Eau minérale de Pougues Saint-Léger que, pour bon nombre de ces eaux, surtout pour celles qui renferment une grande proportion d'acide carbonique libre, il y a une

Analyse de l'Eau minérale de Pougues Saint-Léger

POUR UN LITRE D'EAU

Température	12°50
Densité	1003,4
Acide carbonique libre et des carbonates	3,0045
Acide chlorhydrique	0.1132
Acide sulfurique	0.1280
Acide silicique	0.0412
Chaux	0.7252
Oxyde de fer	0.0236
Magnésie	0.1227
Soude	9.5239
Potasse	0.4039
Lithine	0.0072
Iode	Traces
Arsenic	0.0022
Matières organiques	0.0300
TOTAL	4.7256
Résidus salins	2.45

erreur dans la composition sinon dans l'interprétation du sel arsenical qui, le plus souvent, serait un *arsénite* alcalin et non un *arséniate*. L'explication serait, *qu'en présence de l'acide carbonique libre,* il ne peut se former un composé arsenical d'une oxydation plus élevée que celle de l'acide arsénieux. Nous soumettons du reste la question à nos confrères des stations thermales qui, chacun en ce qui le concerne, pourraient s'assurer des faits et en vérifier l'exactitude.

Nous ne nous arrêterons pas plus longtemps sur le côté analytique de l'Eau minérale de Pougues Saint-Léger, dont nous résumons la composition par les analyses faites par nous en 1884 et 1886. (*V. le tableau p.* 100).

Composition des gaz de la source.

Acide carbonique	76
Azote	18
Oxygène	6

Nous n'avons pas non plus à insister sur l'action physiologique des Eaux minérales de Pougues, ayant publié en 1885 des expériences (1) qui en établissent nettement le rôle physiologique et pathogénique. Les conclusions de ce travail démontrent que la médication par l'Eau de Pougues Saint-Léger exerce surtout son activité sur la nutrition dont l'assimilation et la désassimilation sont les deux fonctions primordiales ; qu'en conséquence tous les organes présidant à ces fonctions sont intéressés : tube digestif, intestin, foie, appareil urinaire.

L'entérite chronique, dont les effets altérants se font ressentir sur tout l'organisme rentre donc bien dans les indications du traitement par l'Eau minérale de Pougues Saint-Léger.

Les formules suivantes résument nos recherches physiologiques :

1° Accélération des échanges organiques ;

2° Augmentation du coefficient d'oxydation ;

3° Diminution dans l'économie des composés uriques par suite de leur transformation en urée, créatine, etc. ;

4° Accroissement du nombre des hématies et de leur richesse globulaire.

Ces modifications résultant seulement de l'emploi de l'eau

1. *Recherches expérimentales sur l'action physiologique des Eaux minérales.*

minérale en boisson, seront portées à un degré plus élevé si l'on vient à y joindre l'usage des bains et des douches froides, chaudes, qui constituent la méthode hydrothérapique.

En ce qui concerne l'inflammation chronique de l'intestin, il faut être très sobre de douches au début; si la diarrhée est abondante, nous leur préférons de beaucoup les bains tièdes à 35°, qui ont pour principal avantage d'être éminemment sédatifs.

Voici, du reste, d'après le Dr Kuhn, les effets du bain tiède : « Les bains d'eau douce, au degré d'indifférence, produisent un sentiment de bien-être général et une sorte de détente qui se propage sympathiquement de la surface cutanée aux parties internes, ils ont pour effet d'équilibrer, de régulariser l'action nerveuse et de répartir d'une manière égale et uniforme l'activité vitale dans tout l'organisme. Aussi sont-ils sédatifs ou modérateurs par excellence et doués de la propriété de donner plus de facilité, plus d'aisance au jeu des fonctions. S'il existe dans l'économie un travail fluxionnaire ou d'excitation, ni trop ancien, ni trop intense, ils l'éparpillent en quelque sorte entre tous les sécréteurs et surtout la périphérie et parviennent ainsi à dissiper des mouvements congestionnels fixés sur un point plus ou moins circonscrit; ainsi s'explique le bien-être qu'ils produisent à la suite de grandes fatigues. Ce qui caractérise ces sortes de bains, c'est qu'ils ne provoquent point de réaction; s'ils ramènent l'équilibre, c'est sans secousse; s'ils calment, c'est uniquement parce qu'ils rétablissent l'harmonie en faisant cesser les causes de troubles et d'irritation. »

C'est donc en calmant l'état fluxionnaire de la muqueuse intestinale et en modifiant ses sécrétions, que le bain tiède aurait son efficacité dans l'entérite chronique. Nous sommes loin cependant de rejeter l'emploi de la douche qui nous a rendu de grands services, soit que nous la fassions donner *ascendante* pour débarrasser le gros intestin des matières fermentescibles qui l'encombraient; soit que nous prescrivions, dans la période de convalescence, la douche générale, pour réagir sur les centres nerveux. Dans ce dernier cas, notre pratique consiste à user d'abord de la douche chaude pour passer insensiblement à la douche écossaise et finalement à la douche froide, dont l'influence est considérable, en raison de l'action qu'elle exerce sur la digestion, l'innervation et le système musculaire.

L'Eau de la source Saint-Léger est la seule qui soit donnée en boisson; celle qui sert aux bains et aux douches provient de la source Saint-Marcel. Cependant, pour certaines douches locales, utérines, vaginales, pour les lavements, nous faisons souvent usage de l'eau de la source Saint-Léger dont les sels de chaux exercent une action *topique* sur les tissus, en même temps qu'elle est, par son *acide carbonique, un agent antiseptique dans les diarrhées fétides.*

Voyons maintenant son usage en boisson pour combattre l'entérite chronique.

Il n'est pas toujours aisé, lorsqu'il s'agit d'un traitement par une eau minérale, de définir l'effet direct ou indirect sur l'organisme des principes qui la composent. Il y a dans une telle médication un inconnu qui échappe à l'observation et sur laquelle toutes les hypothèses sont possibles. Nous croyons donc préférable de donner les conditions physiologiques et thérapeutiques des principaux éléments que nous offre l'Eau de Pougues Saint-Léger, laissant le dernier mot aux faits cliniques exposés plus loin.

L'emploi des sels de chaux dans la phlegmasie intestinale date de temps très reculés : On a emprunté au règne animal les yeux d'écrevisses (carbonate), la corne de cerf (phosphate calcaire) ; aujourd'hui, on s'adresse directement aux minéraux et l'on prescrit simplement le carbonate de chaux précipité ou craie préparée et le phosphate neutre de chaux.

Pour le professeur G. Sée, l'action thérapeutique des sels de chaux dans les affections des voies digestives serait la suivante :

A. Carbonates calcaires (1). — « Les composés calcaires forment le type des absorbants, c'est-à-dire de ceux qui, loin de produire un effet purgatif, déterminent, au contraire, un certain degré de resserrement. La craie lavée ou le carbonate calcaire précipité neutralise les acides de l'estomac, qu'ils soient normaux ou le produit de la fermentation ; il paraît aussi diminuer les sécrétions intestinales ; une petite quantité se transforme en sel calcaire et passe dans le sang, la plus grande partie est éliminée avec les fèces. »

B. Phosphate calcaire. — « Ce sel, dont nous n'avons pas à étu-

1. G. Sée, *Des dyspepsies gastro-intestinales* (1883).

dier les propriétés nutritives et reconstituantes après son absorption, agit à peu près comme le carbonate de chaux neutre ou acide ; il se transforme en chlorure et phosphates acides abandonnant de l'acide phosphorique libre, pénètre ainsi dans le sang en très petite quantité et s'élimine pour la plus grande partie par l'intestin.

« Dans l'atonie intestinale, la meilleure préparation est le phosphate de chaux. »

Le Dr Leven, dans son traité de dyspepsie, conseille le phosphate de chaux à la dose de 5 centigrammes par jour en cinq paquets.

Dans le traitement qui nous occupe, nous sommes encore en présence de ces deux sels, mais dans une autre condition, c'est-à-dire dissous dans l'eau minérale en faveur de *l'acide carbonique libre*, dont nous allons dire quelques mots du rôle physiologique et thérapeutique.

Acide carbonique. — Au point de vue général, les modifications qu'apporte dans l'organisation l'absorption de l'acide carbonique, pourraient se résumer à dire que ce gaz favorise l'oxydation des éléments de l'économie, entraînant comme conséquence une diminution dans la désintégration organique. C'est du moins ce que l'on observe en examinant les déchets organiques des malades soumis au traitement hydro-minéral.

Comme action locale, Brown-Séquard a démontré par des expériences que l'acide carbonique était un excitant puissant des contractions de l'intestin. On a même utilisé cette propriété excitante dans les obstructions intestinales en les traitant par les lavements d'eau gazeuse fortement carbonique pour réveiller l'action contractile des parois intestinales.

Pour Quinke, ce gaz ingéré provoquerait sur la muqueuse une hyperémie qui accélererait notablement l'absorption de l'eau minérale.

Quoi qu'il en soit, la conclusion pratique à tirer de ces faits c'est que : toutes les fois qu'il y a arrêt ou troubles des fonctions digestives, stomacales ou intestinales, il se forme une série de produits peu solubles d'*acide urique*, *urates*, *urobiline*, etc., difficiles à éliminer et promptement toxiques comme vient de le démontrer le professeur Bouchard dans son ouvrage des *auto-in-*

toxications (1). Ces phénomènes d'oxydation, au contraire, propres aux eaux bicarbonatées fortes, provoquent la formation des corps solubles dont l'élimination devient facile sous l'effet de la quantité d'eau absorbée.

Ce n'est pas à dire que les autres principes révélés par l'analyse dans l'Eau de Pougues Saint-Léger: *lithine*, *silice*, *fer*, *iode*, *arsenic*, soient absolument inertes et n'apportent pas leur contingent d'activité à l'effet thérapeutique. Nous n'en donnerons pour preuve que les expériences faites par Garrod sur le *carbonate de lithine* et celle de Champouillon sur le *silicate de soude*.

Carbonate de lithine. — L'action dissolvante du carbonate de lithine sur les composés uriques a conduit Garrod à prescrire ce sel dans l'uricémie, et les résultats qu'il a obtenus ont été satisfaisants. Pour montrer combien le *carbonate de lithine* est plus propre que le carbonate de chaux ou de potasse et de soude à débarrasser des dépôts d'urate de soude un cartilage provenant d'un sujet goutteux, l'habile praticien fit l'expérience suivante : On prépara des solutions de sel de lithine, de potasse et de soude avec 6 centigrammes de chaque sel et 30 grammes d'eau.

De petits fragments de cartilage infiltré d'urate de soude furent placés dans ces solutions pendant quarante-huit heures. Au bout de ce temps, le cartilage qui se trouvait dans la solution de lithine était redevenu à l'état normal ; celui qu'on avait soumis à l'action de la potasse présentait beaucoup moins d'urate de soude ; mais celui qui avait été placé dans la solution de carbonate de soude ne paraissait pas avoir éprouvé de changement. Si l'on répétait ces expériences avec les sels de lithine, les sulfates ou les chlorures, par exemple, on ne tardait pas à constater aussi leur influence dissolvante. (Garrod, *la Goutte*, page 486).

Silicate de soude. — Les propriétés anti-fermentescibles du silicate de soude ont été parfaitement mises en lumière par Dumas. De nouvelles recherches furent faites par Champouillon, médecin du Val-du-Grâce ; voici comment il s'exprime en faisant connaître le résultat de ses expériences à l'Académie des sciences, le 10 février 1873 :

« Le silicate de soude arrête et prévient la décomposition

1. Bouchard, *Leçons sur les intoxications* (1887).

putride des substances animales, propriétés déjà mises en évidence par Ganal, en 1834.

« Une solution concentrée de silicate tue les microphytes et les microzoaires qui se développent dans les liquides et auxquels on attribue l'essence et le mode de propagation des maladies infectieuses.

« La même solution saisit et concrète la gomme, le mucilage, le mucus et l'albumine contenus dans les liquides organiques.

« *L'injection de silicate de soude modère sensiblement le flux dans les diarrhées chroniques.* »

Ainsi donc, pour cet auteur, le silicate de soude est un agent extrêmement énergique qui agit à faibles doses, pourvu que son usage soit continué pendant un certain temps, et cela peut d'autant mieux se faire qu'il n'a pas l'action dyscrasique des autres sels alcalins.

En tout cas, on entrevoit le rôle important que sont appelées à remplir dans la thérapeutique les eaux minérales renfermant peu ou beaucoup de silicates alcalins.

Bien qu'il n'y ait qu'un rapport très éloigné à établir entre les eaux minérales riches en acide carbonique, sels de chaux, lithine, silicates et autres et les solutions officinales préparées avec des sels analogues, ces eaux n'en ont pas moins des effets identiques à ceux que nous venons de signaler et même plus accentués encore, par la raison que les eaux minérales naturelles sont infiniment mieux absorbées que les solutions artificielles, et que leurs principes minéralisateurs possèdent une activité plus grande.

Quant au *fer*, à *l'iode*, à *l'arsenic*, leurs propriétés toniques viennent s'ajouter à celles des autres composés pour aider à la réparation générale.

Il est certain qu'en ce qui concerne l'*entérite chronique*, toutes les qualités que nous venons d'énumérer ne sont pas mises en jeu, et qu'il serait téméraire de leur attribuer une égale valeur.

Il est plus vrai de dire que, dans l'espèce, la médication par l'Eau minérale de Pougues Saint-Léger constitue un tout dont les avantages se font sentir d'abord localement, par la cessation des douleurs et du flux diarrhéique, puis secondairement par l'absorption des matières assimilables de la nutrition générale.

Si, d'autre part, on soutient le système nerveux par un traitement externe bien combiné (bains, douches chaudes ou froides, selon les cas), on arrivera à la guérison complète, car les agents thermiques, le froid surtout, sont de puissants modificateurs de l'innervation motrice.

Il nous reste, pour compléter le traitement de l'*entérite chronique*, à parler des soins hygiéniques, et surtout du régime alimentaire, dont l'importance est capitale.

Soins hygiéniques. — La première chose à faire est de soustraire le malade aux causes provocatrices de la diarrhée ; ainsi on devra prendre des précautions pour éviter l'impression du froid, de l'humidité, la fatigue, les émotions morales, enfin les excès de toute sorte. On leur défendra l'usage du tabac, une nourriture trop abondante, surtout les alcools, quels qu'ils soient. On recommandera en même temps un exercice modéré, l'habitation à la campagne, quelques distractions pour combattre l'état mélancolique ou hypocondriaque qui accable souvent les malades. On excitera les fonctions de la peau par des vêtements de laine, l'usage de la flanelle surtout sur le ventre, par des frictions sèches aromatiques, par le massage après le bain ou la douche.

Régime. — Le régime des malades doit avant tout fixer l'attention des médecins. Nous connaissons un grand praticien s'occupant spécialement des affections des voies digestives, qui doit tous ses succès à la bonne réglementation du régime qu'il compose à ses malades, dont il exige sur ce point une obéissance passive.

Une diète absolue est rarement utile ; elle aurait même, dans certains cas, de graves inconvénients (Grisolle), mais on devra éviter les moindres excès, sans quoi la diarrhée reviendrait impitoyablement.

On donnera de préférence les substances qui *se digèrent* et *s'assimilent facilement*. La question d'*assimilabilité* complète naturellement celle de la digestibilité, c'est-à-dire de la transformation des aliments. Or, des expériences récentes démontrent que les aliments ne sont pas entièrement nutritifs en raison du contenu de leurs principes alimentaires.

Voït a prouvé qu'un homme valide, pour soutenir ses forces et maintenir sa santé, doit consommer par jour :

118 grammes d'albumine, soit 18,3 d'azote;
56 — de graisse;
500 — de carbone.

Ces chiffres ont été obtenus par la comparaison des recettes avec les données du poids corporel; d'une autre part, les quantités de graisse et d'hydrate de carbone éliminées par l'intestin, enfin de l'azote éliminé par les urines.

Les études de Voït ont démontré aussi que l'azote est expulsé avec les matières intestinales. Pour obtenir un bon régime, dit Voït, il ne suffit pas, étant connues les déperditions, de calculer le contenu des aliments en azote, en graisse et hydrates de carbone. Les faits ne se passent pas dans l'économie comme dans le laboratoire, et une quantité quelquefois considérable d'azote et de graisse peut passer sans *profiter à l'intestin.*

Certaines circonstances empêchent toute absorption de se produire et amènent par conséquent l'amaigrissement. Le professeur Sée leur a donné le nom de « causes de l'*inassimilabilité* » et les énumère ainsi :

A. « *Condition dynamique de l'intestin :* Une quantité *excessive* d'aliments empêche l'absorption, surtout s'il y a développement de produits chimiques, de décomposition; ces produits *irritent* les intestins et empêchent toute résorption de se faire.

B. « Ainsi encore, la *contexture physique des aliments* exerce une action incontestable sur l'absorption ; la *cellulose*, pour faire digérer des principes qui y sont masqués, épuise pour ainsi dire les sucs digestifs; d'un autre côté, *elle irrite l'intestin et détermine une prompte évacuation du bol alimentaire*, par conséquent une résorption moindre.

« *Chaque fois qu'il y a des évacuations trop promptes, les absorptions sont enrayées* (c'est ce qui se passe dans l'entérite chronique). M. Flügge, en cessant l'usage des fruits laxatifs, a constaté avec le retour de la péristaltique intestinale vers l'état normal, l'augmentation de l'absorption.

C. « L'addition des condiments, du bouillon, du vin, de la bière, ne produit qu'une impression sur l'estomac et n'agit pas sur le résultat final de l'absorption.

D. « *Les impressions de dégoût*, l'anorexie ne modifient pas l'absorption. On peut, contrairement au préjugé populaire, *profiter* des aliments même dans l'état de malaise, d'inappétence, peut-être même de fièvre. On peut, sans appétit, manger, digérer, absorber.

E. « Les conditions d'*habitudes* ont, au contraire, une influence considérable sur l'absorption ; ainsi Flügge, ayant donné à un garçon de laboratoire habitué au régime féculent :

500 grammes de viande :
200 — de pain ;
60 — de beurre ;
1 litre de lait et quelques fruits laxatifs,

détermina la diarrhée et ne put faire continuer ce régime, bien qu'il fût plus substantiel, plus azoté que le régime habituel par les féculents. »

De ces conditions *d'assimilabilité* et de *désassimilabilité*, il résulte que l'absorption dépend : 1° de la quantité des aliments employés ; 2° de leur contexture en présence des sucs digestifs et des habitudes.

Appliquant ces données physiologiques au régime de l'entérite chronique, il advient que la proportion de nourriture doit être réglée d'après le degré d'intensité de la maladie. Dans les cas graves, les aliments solides entretiennent souvent la diarrhée : il faut leur substituer le régime lacté en faisant additionner le lait d'eau bicarbonatée calcique de Pougues Saint-Léger. Si le lait n'était pas toléré on pourrait débuter par le bouillon, les potages gras ou maigres aux fécules, des gelées animales ou végétales.

En général, il est bon de fractionner les doses afin de laisser à l'organe affecté le temps d'effectuer l'absorption complète des matières ingérées.

Si ces substances sont digérées, on essaiera les œufs, le poisson frais dépourvu de graisse, quelques légumes secs en purée, débarrassés de leur enveloppe.

On arrivera ensuite à l'usage de la viande crue, dont les avantages sont les suivants :

1° La myosine des fibrilles n'est pas coagulée et par conséquent elle se trouve plus facilement sous l'action directe du suc gastrique ;

2° Pour éviter la rigidité des fibres, il faut avoir le soin de n'employer la viande qu'après cessation de la rigidité cadavérique ;

3° Le tissu cellulaire qui est réfractaire à la digestion peut être haché avec la viande réduite en pulpe ou même être enlevé avec les tendons, etc.

Ensuite on passera aux viandes bouillies dont les qualités nutritives, quoique moindres, sont encore très grandes et que l'on peut assaisonner pour exciter le goût. On pourrait, au besoin, les ordonner froides plutôt que d'en priver le malade ; en un mot, il importe de varier les prescriptions des viandes pour ne pas perdre le bénéfice de cette alimentation.

Le jambon constitue un aliment excellent lorsqu'il a macéré dans l'eau et qu'il est débarrassé de la graisse. La volaille fait partie des aliments faciles à digérer ; ne renfermant pas de graisse, elle est très rapidement absorbée.

Du reste, pour peu que les malades veuillent s'observer, ils reconnaîtront parfaitement bien les aliments qui leur conviennent de ceux qui sont nuisibles, comme : la graisse, dont l'émulsion ne se fait que dans l'intestin en présence de sucs entérite et pancréatique ; les légumes verts, lesquels, par leur composition (90 p. 0/0 d'eau et 1 à 2 centièmes d'azote), par leur grande quantité de cellulose et quelques matières salines, fournissent peu de principes utilisables.

A mesure que les fonctions digestives se rétablissent et que le degré d'absorbabilité sera plus considérable, on permettra une plus grande quantité de mets, jusqu'à ce que l'ont soit arrivé au quantum normal de principes alimentaires.

Il ne faut cependant par perdre de vue que, même après la guérison, il y a des substances qui ne peuvent être prises sans rappeler de suite la diarrhée.

Quant aux boissons, il y en a qui sont bien tolérées par les uns et mal supportées par les autres ; en tout cas, les alcools doivent être absolument proscrits.

Le vin avec l'Eau minérale de Pougues Saint-Léger sera toujours très bien supporté et contribura même au rétablissement général.

Le thé et le café sont des éléments d'épargne. Le premier fortement dilué a l'avantage, sinon de favoriser, du moins de hâter la digestion stomacale, et d'empêcher ainsi la stagnation trop prolongée des aliments dans les voies digestives.

OBSERVATIONS

Obs. I.— Mme E..., âgée de vingt-six ans, arrive à Pougues le 3 juillet 1886, souffrant depuis son dernier accouchement, en 1884, de douleurs intestinales vagues avec phénomènes de diarrhée alternant avec de la constipation. Les antécédents nous apprennent que la mère de la malade a eu plusieurs atteintes de rhumatisme aigu ; le frère, que nous avons soigné nous-même pour une sciatique rebelle, se plaint souvent de douleurs dans les membres. D'après Mme E..., les accidents seraient survenus à la suite d'un séjour aux bains de mer, où elle aurait subi un traitement par l'eau de mer (*intus et extra*) ; c'est depuis cette époque qu'elle aurait ressenti des coliques violentes dans l'intestin, s'irradiant du côté droit, et que la diarrhée serait devenue permanente.

Soignée sans trop de succès par son médecin habituel, elle eut recours aux conseils du professeur Vulpian qui, après avoir réussi à calmer les douleurs, l'envoya à Pougues pour achever la guérison.

A ce moment, les selles sont au nombre de quatre à cinq par jour, liquides et jaunâtres ; il y a un peu de gargouillement dans la fosse iléocæcale, l'estomac a légèrement augmenté de volume. La menstruation est irrégulière et donne lieu à de l'excitation nerveuse.

Un état anémique assez prononcé laisse entendre un souffle dans les vaisseaux du cou.

L'examen du sang par la méthode du professeur Hayem donne :

Nombre des globules	N = 4650000
Richesse globulaire exprimée en globules sains	R = 2162250
Valeur individuelle moyenne d'un globule	G = 0,465

Les urines sont rouges, laissant déposer un sédiment blanc d'urates.

Mme E... est soumise, le 4 juillet, au traitement de la source Saint-Léger en boisson, en même temps que nous lui faisons donner des douches écossaises. Jusqu'au 8, l'état reste le même, si ce n'est que l'appétit devient plus vif. Le 9, les douleurs cessent, les selles deviennent plus consistantes pour arriver à être normales le seizième jour du traitement. Pendant ce temps, l'état général s'est sensiblement amélioré, et la malade nous dit être parfaitement remise. Le ventre n'est plus douloureux à la pression, les digestions se font sans aucune difficulté, le visage se colore ; un nouvel examen du sang donne :

N	=	5053000
R	=	2304600
G	=	0,496

Le 30 juillet, Mme E... quitte Pougues, sans éprouver d'autres phénomènes qu'une grande courbature due probablement au traitement hydrominéral.

Nous avons revu Mme E... en décembre 1886, l'état est toujours satisfaisant, l'amélioration s'est maintenue.

Cette observation est un exemple d'entérite chronique survenue chez un sujet arthritique. Le traitement de Pougues a donné les meilleurs résultats en modifiant avantageusement et l'état local et l'état général.

Obs. II. — M. L..., trente-deux ans, officier de marine, est malade depuis dix-huit mois d'une *diarrhée chronique*, suite d'une dysenterie grave contractée dans les pays chauds. De retour en France depuis trois mois, il vient de jouir d'un congé de convalescence qui lui a permis de se faire soigner dans sa famille où, par un traitement composé de bismuth, de ratanhia et autres astringents, il n'obtint qu'une amélioration très légère. Il n'a jamais fait de maladies antérieures.

Lorsqu'il se présente à nous, le 18 juin 1884, les selles sont toujours très nombreuses (onze ou douze par jour), sans consistance, de couleur jaune, avec odeur caractéristique. L'état général est mauvais ; anorexie, sécheresse de la bouche, langue saburrale, digestions pénibles, douleurs abdominales vives, surtout au moment des évacuations, amaigrissement très prononcé. A la palpation, gaz nombreux dans le ventre, susceptibilité grande des intestins, estomac dilaté.

Le 19 juin, M. L... commence son traitement en prenant des doses très faibles d'Eau de Pougues Saint-Léger que nous augmentons à mesure que le malade supporte mieux la médication. Un régime sévère est aussi institué et nous avons le plaisir de constater le 27 juin, c'est-à-dire huit jours après le début de l'emploi de l'Eau minérale, une amélioration très sensible des phénomènes morbides, surtout de la diarrhée, qui est tombée à quatre selles par jour, presque solides et brunes. Le 4 juillet, le malade peut se mettre à la table commune de l'hôtel, surveillant cependant sa nourriture, et le 16, M. L... a quitté Pougues, ayant repris considérablement de forces, de l'embonpoint, ne se plaignant plus de douleurs abdominales et n'allant que deux fois à la selle par jour et sans diarrhée.

Nous recommandons au malade de persister encore longtemps dans un régime sévère. Quatre mois après nous recevions des nouvelles de notre malade sur le point de s'embarquer à Cherbourg. Il nous remerciait de nos soins et en même temps il nous affirmait que sa guérison était complète.

Ce qui frappe dans cette observation, c'est la rapidité avec laquelle s'est opéré le rétablissement, puisqu'il n'a fallu que huit jours de traitement pour voir l'appétit se réveiller et les selles se modifier. Mais, nous l'avons dit dans la description de l'entérite chronique, c'est dans les formes dépendant purement de troubles digestifs et sans tare originelle que l'Eau de Pougues a le plus d'action.

Obs. III. — M. M..., habitant à Madrid, a beaucoup voyagé et n'a jamais soigné bien sérieusement la diarrhée pour laquelle il vient se traiter à Pougues. Nous le voyons pour la première fois le 30 juillet 1886.

Il nous raconte que la maladie date d'environ dix-huit mois, qu'elle s'est déclarée peu à peu, ayant commencé par quelques évacuations semi-liquides qui devinrent de plus en plus fréquentes, lui laissant quelques jours de rémission pendant lesquels il était très constipé. Il n'attribua tout d'abord aucune importance à cet état, ses affaires ne lui permettant pas de s'arrêter ; puis, se voyant de plus fatigué, il prit de lui-même du bismuth, de la magnésie, mais sans modifier son régime qui était très abondant. M. M... a du reste bon appétit, il fume beaucoup et attribue à cette dernière habitude les insomnies qu'il éprouve la nuit et la sensibilité nerveuse qui augmente de jour en jour.

Lorsque nous l'examinons, nous constatons une maigreur assez marquée, les os faisant saillie sous la peau. Le ventre est souple, non douloureux, pas de météorisme. Le foie est normal, mais à la pression de cet organe il y a un peu de douleur ; l'estomac n'est pas sensible à la palpation, il a à peu près ses dimensions ordinaires. La langue est légèrement blanchâtre ; les selles sont au nombre de cinq à six par jour. L'examen des urines ne décèle rien de particulier si ce n'est un peu de pigment biliaire.

M. M...commence, le 1er août, un traitement d'Eau de Pougues Saint-

Léger en boisson et douche écossaise; régime assez sévère, et suppression du tabac.

Le 5 août, une amélioration notable s'annonce; les selles sont moins diarrhéiques. Le traitement est continué en élevant progressivement la dose d'eau minérale et rafraîchissant insensiblement la douche que nous faisons donner complètement froide le quatorzième jour.

Après vingt et un jours de traitement, le malade n'a plus qu'une selle moulée par jour : le sommeil est redevenu calme et prolongé. La rigueur du régime peut être supprimée et M.M... quitte la station le 25 août, dans un état de santé des plus satisfaisants.

Cette entérite chronique survenue insidieusement est certainement due à une mauvaise alimentation; peut-être l'abus du tabac et un état pathologique du foie dont la présence du pigment biliaire dans l'urine annoncerait une fonction vicieuse, ont-ils contribué à créer l'état morbide. Quoi qu'il en soit, le résulta du traitement a été de rétablir l'intestin dans toute son intégrité.

Obs. IV. — Mlle B..., couturière, vingt-neuf ans, est atteinte depuis deux ans d'une maladie d'intestins, de coliques et diarrhée qui l'ont épuisée au point de la forcer à cesser le travail de la couture qui était son gagne-pain. Lorsqu'elle se présente à nous, le 30 mai 1885, l'état de maigreur est extrême, la face est pâle, les os saillants; tout son corps n'est qu'un véritable squelette. L'appétit est nul et la malade souffre surtout de l'estomac avec névralgies faciales intenses qui l'empêchent de dormir.

Interrogée sur ses antécédents et son genre de vie, elle nous répond que : son père est mort d'un accident de voiture; sa mère a soixante-seize ans et vit sans trop d'infirmités. Elle nous dit n'avoir jamais fait qu'une seule maladie à douze ans, qu'elle croit être une fièvre muqueuse. La nourriture consiste le plus souvent en soupe, salaison, charcuterie, saucisson, harengs, fruits, n'ayant pas le temps de préparer facilement ses repas. Elle n'est plus réglée depuis dix-huit mois.

A l'examen que nous pratiquons, nous ne trouvons rien ni dans l'abdomen ni dans le foie ou l'estomac, qui puisse faire soupçonner une néoplasie quelconque. Le ventre est déprimé en forme de bateau. Elle vomit rarement, toujours des aliments; pas traces de sang dans les selles qui se renouvellent de douze à quinze fois par jour.

Soumise au traitement de l'Eau de Pougues Saint-Léger et n'ayant pour toute nourriture que des œufs et du lait coupé avec l'eau minérale, la malade ne tarde pas à se remonter.

Le 10 juin, les selles, quoique liquides, se répètent beaucoup moins souvent et présentent de la consistance. A partir du 15, l'état général s'améliore, l'appétit renaît, les douleurs du ventre et de l'estomac se font rares. Il n'y a pas un seul vomissement.

Lorsqu'elle quitte Pougues, le 20 juin, la malade mange avec appétit et sent qu'elle pourra reprendre son travail. Nous lui conseillons néanmoins une extrême prudence et un régime sévère. Nous avons revu Mlle B... l'année suivante. La santé a été beaucoup meilleure l'hiver, et, bien qu'elle ait eu des récidives de diarrhées, elle n'a pas suspendu son travail. Une nouvelle saison en 1886 achève de rétablir Mlle B...

Une mauvaise nourriture, un manque absolue d'hygiène ont dû être la cause des phénomènes d'entérite chronique constatés chez Mlle B... Aussi a-t-il suffi de quelques jours de traitement pour assurer une amélioration qu'un nouveau traitement de Pougues, l'année suivante, a changé en guérison complète.

Obs. V. — M. C..., de Paris, quarante-deux ans, limonadier, vient faire une saison à Pougues, le 27 juillet 1885. Gros mangeur et surtout fort buveur, il nous fait le récit suivant :

« C'est à la suite d'une attaque de goutte, qui m'a tenu trois semaines au lit, en mai 1884, que j'ai été pris de douleurs dans le ventre avec diarrhée. Comme on me disait que cela provenait de ma goutte, je n'y ai pas, au début, fait grande attention. Cependant, comme la diarrhée persistait, j'en fis part à mon médecin qui réussit à me l'arrêter momentanément, sans me guérir toutefois ; aussi m'envoya-t-il aux Eaux de Pougues, me disant que j'en reviendrais tout à fait rétabli. »

M. C... est un homme robuste d'apparence ; il dit avoir maigri depuis une année.

Le ventre est souple, un peu ballonné, avec léger gargouillement ; pas de douleur à la pression. Les fonctions de l'estomac sont bonnes, mais les selles, au nombre de trois ou quatre par jour, sont diarrhéiques et s'effectuent principalement après le repas. Pas de phénomènes nerveux sympathiques, si ce n'est des migraines. Les urines sont abondantes et chargées en urates et pigments biliaires. Léger souffle intermittent au cœur.

Le traitement est commencé le 28 juillet, et, le 10 août, les selles sont modifiées et deviennent presque régulières. A ce moment les urines sont très claires. Le traitement est continué jusqu'au 25 août sans incident à noter. Les selles étant devenues absolument normales, M. C. quitte Pougues dans les meilleures conditions.

Dans cette observation, il est certain qu'il faut rapporter les désordres intestinaux aux exigences de la profession de M. C..., qui fait une consommation exagérée de liqueurs.

La suppression de tout alcool et le traitement de l'Eau de Pougues Saint-Léger ont eu vite raison de cette entérite qui rentrerait dans le groupe des entérites alcooliques de Lanceraux.

Obs. VI. — L..., vingt-cinq ans, vigneron, arrive à Pougues le 23 juillet 1885, dans un état de cachexie assez avancé ; il raconte qu'il est malade depuis août 1884, que sa maladie a commencé par l'estomac, dont il a souffert beaucoup, qu'il a eu des vomissements qui n'ont pas duré, mais qu'alors apparut une diarrhée liquide renfermant des aliments non digérés et fétides. Les selles étaient au nombre de quinze à dix-huit par jour, ce qui ne tarda pas à l'épuiser. S'étant pesé, il avait perdu 12 kilog. A ce moment il avait de la fièvre et une soif ardente. Soigné par le médecin de la localité, la diarrhée s'apaisa vers le mois de mai sans cesser complètement. Il avait cependant repris son travail lorsque, le 10 du mois de juin, les douleurs intestinales et le flux diarrhéique recommencèrent aussi intenses qu'auparavant. C'est alors que son médecin l'envoie à Pougues.

Nous constatons à ce moment chez L... une dépression générale très prononcée, un facies terreux, les yeux sont tirés, la marche est pénible et le malade est tout de suite fatigué ; il ne tousse pas, se plaint de palpitations violentes et surtout de la diarrhée.

A l'examen, le ventre est excavé, peu douloureux à la pression ; l'estomac très dilaté, trois travers de doigts au-dessous de l'ombilic.

Il n'y a pas de phénomènes réflexes. L'urine est rouge jaune, avec un dépôt considérable ; nous ne trouvons rien au cœur ; une expiration rude à droite nous fait tenir le poumon comme suspect. Le malade tousse souvent l'hiver. Pas de fièvre. Les antécédents sont nuls.

Le traitement est immédiatement institué à la source Saint-Léger avec des doses faibles pour ne pas augmenter encore la capacité stomacale et pour que l'absorption soit complète.

Nous donnons quelques bains chauds espacés, et le régime de viande crue. Nous voyons le malade tous les trois jours.

Après dix jours de traitement, la diarrhée devient moins fréquente et perd de son odeur ; il y a un peu d'appétit ; la faiblesse est toujours grande. Les autres symptômes restent les mêmes. Le seizième jour, peu de changement dans l'état du malade, si ce n'est quelques mouvements fébriles les jours du bain. Nous supprimons ce dernier ; l'état est resté le même les jours suivants. Enfin, le vingt et unième jour, le malade ayant terminé sa saison, nous quitte sans amélioration bien sensible et profondément désolé du peu de résultats.

L'échec que nous avons éprouvé dans ce cas d'entérite chronique s'explique assez, si l'on tient compte de la suspicion que nous a fait naître l'auscultation de la poitrine chez cet homme qui, tous les hivers, avait un rhume tenace. Nous croyons donc voir là une origine tuberculeuse; dans ce cas, le traitement par les Eaux de Pougues ne peut produire aucun effet salutaire.

Conclusions. — On a vu dans le cours de ces observations que, si certaines entérites chroniques ont été guéries par le traitement des Eaux de Pougues, cette médication a néanmoins échoué dans l'une d'elles, et nous en avons donné la cause précédemment. Nous aurions pu citer encore d'autres cas, celui par exemple qui nous avait été envoyé avec un diagnostic vague de gastro-entérite, avec doute sur l'origine néoplasique, et où le traitement hydro-minéral a complètement échoué ; mais nous les résumerons tous dans les *indications et contre-indications* de traitement.

Il est certain que *les antécédents, l'ancienneté de la maladie, l'origine tuberculeuse* ou *cancéreuse* peuvent empêcher tout traitement de réussir ; aussi, croyons-nous l'emploi des Eaux minérales de Pougues TOUT A FAIT CONTRE-INDIQUÉ *dans ces deux derniers cas.*

Mais nous sommes persuadé de L'INDICATION FORMELLE *des Eaux de Pougues Saint-Léger dans les entérites chroniques idiopathiques simples, dans celles d'origine paludéenne, arthritique, herpétique, toxique, dans toutes celles enfin qui proviennent d'un vice de la nutrition générale.*

Soc. de Typ. — NOIZETTE, 8, r. Campagne-1re, Paris

TRAVAUX DU MÊME AUTEUR :

Contribution à l'étude de la dysphagie chez les tuberculeux

D'un cas de rétrécissement de l'œsophage par obstruction cancéreuse

Contribution à l'étude analytique des Eaux minérales de Pougues-Saint-Léger

De l'influence des liquides dans la nutrition

De l'hystéricisme chez l'homme

De la cocaïne dans le cancer de l'œsophage

Du rôle de l'hydrothérapie dans la congestion utérine chronique

Recherches expérimentales sur l'action physiologique et thérapeutique des Eaux minérales.

Polyurie et Cystite chez les dyspeptiques

Cystinurie dans le diabète

Recherches et dosage de l'arsenic dans les Eaux de la Source Saint-Léger à Pougues

De l'entérite chronique, de son traitement par les Eaux de Pougues-Saint-Léger

Où doit-on envoyer les tuberculeux pendant la belle saison ?

www.ingramcontent.com/pod-product-compliance
Ingram Content Group UK Ltd.
Pitfield, Milton Keynes, MK11 3LW, UK
UKHW020236220726
13923UKWH00002B/677